古醫籍稀見版本影印存真文庫

御藥院方 上

元·許國禎 編纂

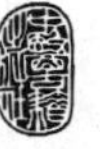

中醫古籍出版社
Publishing House of Ancient Chinese Medical Books

图书在版编目（CIP）数据

御药院方 /（元）许国祯编纂 . —北京：中医古籍出版社，2015.9（2021.10 重印）

（古医籍稀见版本影印存真文库）

ISBN 978-7-5152-0758-2

Ⅰ . ①御… Ⅱ . ①许… Ⅲ . ①方书—中国—古代 Ⅳ . ① R289.2

中国版本图书馆 CIP 数据核字（2015）第 088115 号

古醫籍稀見版本影印存真文庫

御藥院方　元 · 許國禎　編纂

責任編輯　張　磊
封面設計　張雅娣
出版發行　中醫古籍出版社
社　　址　北京東直門内南小街 16 號（100700）
電　　話　010-64089446（總編室）010-64002949（發行部）
網　　址　www.zhongyiguji.com.cn
印　　刷　北京市泰鋭印刷有限責任公司
開　　本　850mm × 1168mm　32 開
印　　張　31.75
字　　數　195 千字
版　　次　2015 年 9 月第 1 版　2021 年 10 月第 2 次印刷
書　　號　ISBN 978-7-5152-0758-2
定　　價　99.00 圓

國家古籍出版

專項經費資助項目

據中國中醫科學院圖書館藏日本寬政戊午活字本影印原書版框高二一零毫米寬一五零毫米

出版説明

中醫藥學是中華民族優秀傳統文化的重要組成部分，是我國醫學科學的特色，也是生命科學中具有自主創新優勢的領域。歷代存留下來的中醫典籍是我國寶貴的文化遺産，其承載着中華民族特有的精神價值、思維方法、想象力和創造力，是中醫藥科技進步和創新的源泉。對中醫古籍進行保護與整理，即是保護了我國全部古籍中的一個重要的組成部分。

《古醫籍稀見版本影印存真文庫》在全面調查現存古醫籍版本情况的基礎上，遴選出五十餘種具有較高學術價值、文獻價值的古醫籍，對其稀見的版本進行搶救性地挖掘整理，其内容涵蓋中醫臨床内、外、婦、兒、針灸、五官各科及基礎理論等領域。這些版本多爲亟待搶救的瀕危版本、珍稀版本、孤本、善本，或者曾經流傳但近幾十年來世面上已很難見到的版本，屬於讀者迫切需要掌握的知識載體，具有較大的出版價值。爲方便讀者閱讀與使用，本叢書整理者對所遴選古籍的版本源流及存世狀况進行了考辨，撰寫了提要，簡介了作者生平，評述了著作的學術價值；爲避免在整理過程中出現各種紕漏，最大限度地保留文獻原貌，我社决定採用影印整理出版的方式。

此次所選書目具有兩個特點：一是以學術性和實用性兼顧爲原則，選擇凝結歷代醫藥學家獨到理論精粹及豐富臨床經驗的精品力作，突出臨證實用，并且充分注重各類中醫古籍的覆蓋面，除了喉科之外，其余各類均有涉及；二是選擇稀見版本，影印出版，不僅可以避免目前市場上古籍整理類書籍魚目混雜、貽誤后學之弊，而且能够完整地體現歷史文獻的真實和完整性，爲讀者研習中醫提供真實的第一手資料。該叢書對於保護和利用中醫藥古籍，發揚和傳承中醫藥文化，更好地爲中醫藥科研、臨床、教學服務具有重大的意義。

我社自二十世紀八十年代成立以來，陸續出版了大型系列古籍叢書，影印的有《中醫珍本叢書》《文淵閣四庫全書醫家類》《北京大學圖書館館藏善本醫書》《海外回歸中醫古籍善本集萃》《中醫古籍孤本大全》等，自出版后廣受學界和藏書機構歡迎。實踐證明，以影印爲基礎進行文獻開發，不僅符合學術研究和收藏需要，而且操作性更强，對促進文獻批露意義重大。

在編輯過程中，我們遵循《古醫籍稀見版本影印存真文庫》的編輯規範，進行了嚴格地查重，并查核原書，爲每種圖書制作了新的書名頁，重新編目，讓讀者一目了然。爲了讓讀者真真切切感受古籍的原汁原味，我們對前言和目録均採用繁體竪排形式。需要説明的是，所收珍本中有缺卷或缺頁的情況，由於這些珍本基本上没有復本，我們没有進行配補，僅作了相應的標注，也留下了些許遺憾，敬請廣大讀者諒解。

中醫古籍出版社

二零一五年九月

前言

《禦藥院方》，元許國禎編纂。據《元史》，許國禎，字進之，曲沃人，博通經史，尤精醫術。金末避兵嵩州永清縣，河南平，歸寓太原。元世祖在潛邸，以醫徵至瀚海，留守掌醫藥。莊聖太后有疾，國禎刻期而愈之。世祖即位，授榮祿大夫，提點太醫院事，賜金符。至元三年（一二六六），改授金虎符。十二年（一二七五），遷禮部尚書。後拜集賢大學士，進階光祿大夫。卒年七十六，追封薊國公。

是書舊逸撰人名氏，據高鳴序稱：『太醫提點榮祿許公，暨二三僚友，取禦藥院壬寅所刊方書板，正其訛，補其缺，求其遺亡而附益之』。壬寅，元太宗十四年，此時未建年號，乃宋淳祐二年（一二四二）。由此，知其書係元太宗朝醫官所集。高序撰於至元四年（一二六七），距壬寅二十五年，許遷禮部尚書在至元十二年，故丹波元簡以此『榮祿許公』為國禎無疑。

按太醫院之名，始自金，然領於宣徽院，不為分署，蓋猶沿前代太醫隸屬太常之遺制。至元代則為獨立組織，秩正二品，掌醫事，制奉禦藥物，領各屬醫職。中統元年（一二六〇），置宣差，提點太醫院事，給銀印。

禦藥院昉於宋，有勾當官，有典，有藥童，有匠。掌按驗秘方，以時劑和藥品，以進禦及供奉禁中之用。金元因之，蓋唐之尚藥局也。元制：禦藥院，秩從五品，掌受各路鄉貢、諸番進獻珍貴藥品，修造湯煎。

《政和本草》記《證類本草》所出方書中有《禦藥院方》名，收方十餘道，而《宋志》不載。是宋時已有《禦藥院方》而亡佚已久，元書殆承其舊緒者。許氏此書，曾經重刻。後朝鮮以活字版據之排印，日本千賀芳久，於寬政戊午（一七九八）冬，取佐伯毛利所藏，仿乾隆聚珍版，擺字刷印二百五十部。

本書首行作『癸巳新刊禦藥院方』，書口有『靜思堂』字樣。前有高嗚序，後有丹波元簡、千賀芳久跋，字體清晰，刻印較佳，現據中國中醫科學院館藏寬政本影印。

書凡十一卷，內分治風藥門、治傷寒門、治一切氣門（上下）、治痰飲門、補虛損門、積熱門、治雜病門、治咽喉口齒們、治眼目門、治婦人諸疾門等，搜集金元及其前的宮廷用方而以丸散膏丹之成藥為主。元人方書，如危亦林《世醫得效方》、薩謙齋《瑞竹堂經驗方》、李仲南《永類鈐方》等外，傳世無多，此書頗足珍貴。據此不但可以窺見宋元時代宮廷用藥之一斑，亦可資今日臨床實踐之借鑒。

中醫古籍出版社

目録

前言……………………一——四
原序……………………一——二
原書目録………………三——四二
卷一
風藥門
換骨丹……………………一
活命金丹…………………二
大辰砂丸…………………四
龍腦川芎丸（存目）
生朱丹……………………五
獨活續命湯………………五

芎术湯……七
通頂散……七
木瓜虎骨丸……八
上清白附子丸……九
石膏丸……十
四物附子湯……十一
麒麟竭散……十一
蛇蠍續命湯……十二
不換金丹……十三
乳香消風散……十四
生犀丸……十五
龍麝紫芝煎……十六

透空丸……十七
虎骨丸……十八
換骨丹……十九
清神散……二一
金砂丹……二三
防風通聖散……二四
百全丸……二六
辟風丹……二七
靈犀丹……二九
犀角搜風丸……三〇
神應丹……三〇
旋覆花丸……三一

獨活丸……三二
如聖散……三三
茵芋散……三四
青金丹……三四
七寶膏……三五
分涎丸……三六
分涎散……三六
銀粉丸……三七
龍腦安神丸……三八
牛黃鐵粉丹……三九
靈砂丹……四〇
加減薄荷煎丸……四二

四蒸木瓜丸……四三
大木香丸……四四
清膈湯……四五
增損防風通聖散……四六
加腦子白豆蔻薄荷煎丸……四六
天麻丸……四七
芎枳丸……四八
薄荷煎……四八
祛涎丸……四九
至靈散……五一
二聖散……五一
石膏散……五二

芎藭散……………………五二
神聖散……………………五三
上清散……………………五三
王瓜散……………………五四
沒藥丸……………………五五
摩挲丸……………………五五
輕骨丹……………………五七
浸酒……………………五八
龍腦清膈湯……………………五九
虛風丸……………………六〇
芎藭天麻丸……………………六一
透關丸……………………六二

八仙丹……六三
太白丸……六四
太白丹……六四
太一散……六五
芎黄湯……六六
旋覆花湯……六七
人參附子湯……六八
龍香散……六八
獨活寄生湯……六九
蠍稍半夏丸……七〇
通關散……七一
胡麻丸……七一

川芎石膏湯……七三
威靈仙……七四
甘菊花荊芥湯……七六
羌活丸……七七
皂角丸……七八
大通聖白花蛇散……七九
芎辛湯……八一
虎骨木瓜丸……八一
菊花散……八二
木香保命丹……八三
烏蛇丸……八六
卷二

治傷寒門

桂苓丸……八九

敗毒散……八九

小柴胡湯……九〇

五積散……九一

升麻葛根湯……九三

金沸草散……九四

术附湯……九五

防己黃耆湯……九六

水葫蘆丸……九七

梅蘇丸……九七

沉香飲子……九八

神解丸……九八
六一散……九九
生薑附子湯……一〇一
四君子湯……一〇一
白术散……一〇二
福壽二味散……一〇三
桂漿……一〇三
化水丹……一〇四
屠蘇……一〇四
白虎湯……一〇五
桂苓甘露散……一〇六
荔枝膏……一〇七

牛黄七寶丹……一〇八
桂沉漿……一〇九
桂苓白术丸……一〇九
桂苓甘露散……一一〇
橙皮丸……一一一
小柴胡加桂湯……一一二
交解飲子……一一二
七棗散……一一三
柴胡栝蔞根湯……一一四
七珍散……一一四
草果飲子……一一五
瓜蒂散……一一五

治瘧方……一一六
香蘇散……一一六
竹葉石膏湯……一一七
五苓散……一一七
大順散……一一八
香薷丸……一一九
薑术湯……一二〇
豬苓湯……一二一
丹砂丸……一二一
茯苓桂枝白术甘草湯……一二二
增損白术散……一二二
百解丸……一二三

卷三

治一切正氣門上

平胃散……一二五

思食丸……一二六

木香三棱丸……一二七

助氣丸……一二八

玄胡丸……一二九

木瓜湯……一二九

思食調中丸……一三〇

治中湯……一三一

沉香降氣丸……一三一

三脘痞氣丸……一三二

丁香和胃丸……一三三
養胃進食丸……一三四
調胃散……一三五
白豆蔻散……一三六
杜翰林枳實丸……一三六
逍遙丸……一三七
通膈丸……一三七
赤茯苓丸……一三八
香橘湯……一三八
陳橘皮湯……一三九
調胃丸……一三九
木香調中丸……一四〇

枳實理中丸……一四一
來復丹……一四二
理氣丸……一四三
沉香餅子……一四三
木香順氣丸……一四四
順氣寬中丸……一四五
小沉香丸……一四六
分氣丸……一四七
神保丸……一四八
和中益氣丸……一四八
小橘皮丸……一五〇
導滯丸……一五〇

三和丸……一五一
調中丸……一五二
枳殼丸……一五三
橘皮枳殼湯……一五四
氣寶丸……一五五
法制生薑散……一五六
丁皮丸……一五七
荊蓬煎丸……一五七
商殼丸……一五八
逐氣丸……一五九
木香塌氣丸……一六〇
沉香散……一六一

七氣湯……一六一
木香三棱丸……一六二
雞舌香丸……一六三
小分氣丸……一六三
感應丸……一六四
蓬莪茂丹……一六六
降氣檳榔丸……一六七
集香丸……一六七
木香三棱丸……一六八
木香分氣丸……一六九
酒癥丸……一七〇
檳榔枳殼丸……一七一

人參湯……一七二
通膈散……一七三
寬膈丸……一七三
法製陳皮……一七四
育氣湯……一七五
溫中降氣丸……一七六
寬中丸……一七六
調中丸……一七七
均氣散……一七八
十全丸……一七八
無礙丸……一七九
尅效聖餅子……一八〇

沉香大腹皮散……一八一
木香檳榔丸……一八二
木香枳實丸……一八三
鐵甕申先生交感丹……一八四
降氣湯……一八五
牙藥……一八六
順氣丸……一八六
和中丸……一八七
大華澄茄丸……一八八
卷四
治一切氣門下
十膈氣散……一九一

抑心氣湯……一九二
綾錦養脾丸……一九三
枳實理中丸……一九五
玄明粉……一九六
厚朴橘皮丸……一九七
代赭石湯……一九八
吳茱萸丸……一九九
沉香導氣丸……一九九
厭氣散……二〇〇
交泰丸……二〇一
華澄茄丸……二〇二
槖籥丸……二〇二

橙皮丸……二〇三
紫沉通氣湯……二〇四
威靈仙丸……二〇五
降氣湯……二〇五
沉香丸……二〇六
通氣湯……二〇七
奔氣湯……二〇八
減甘草白豆蔻散……二〇八
當歸湯……二〇九
順氣枳殼丸……二一〇
沉香和中丸……二一一
調中沉香湯……二一二

備急丸……………………二一二
寬中理氣丸………………二一三
快活丸……………………二一四
小麝香丸…………………二一五
木香餅子…………………二一六
木沉煎丸…………………二一六
木香三稜湯………………二一七
大七香丸…………………二一八
檳榔丸……………………二一九
紫沉丸……………………二二〇
百杯丸……………………二二一
麝香平氣丸………………二二一

藿香和中丸……二二三
蓬莪茂丸……二二四
妙應丸……二二四
沉香溫胃丸……二二五
木香消穀丸……二二七
阿魏丸……二二八
厚朴丸……二二九
豆蔻湯……二三〇
人參藿香散……二三〇
養氣湯……二三一
塌氣散……二三二
萬病無憂散……二三三

丁香生胃散……二三四
藿香厚朴湯……二三五
平胃丸……二三五
木香煎散……二三六
內應散……二三七
沉香蓽澄茄丸……二三七
引氣丸……二三八
沉氣升氣散……二三九
加減思食丸……二四〇
煨薑丸……二四一
藿香安胃散……二四二
豆蔻木香丸……二四三

枇杷葉散……二四四
大腹湯……二四五
檳榔湯……二四六
豆蔻散……二四六
通膈散……二四七
流氣飲子……二四八
木香檳榔丸……二五〇
沉香降氣散……二五一
茯苓丸……二五二
大枳殼丸……二五三
百鐘丸……二五四
通膈丸……二五五

沉香聖餅子……二五五
磁州張七郎家橙香餅子……二五六
化鐵丹……二五七
赚氣散……二五八
導氣枳實丸……二五九
茴香枳殼丸……二五九
白术妙功丸……二六〇
沉蘇飲子……二六一
卷五
治痰飲門
導飲丸……二六三
半夏利膈丸……二六四

紫蘇半夏湯……二六五
大半夏湯……二六五
小半夏湯……二六六
賺氣散……二六六
青龍散……二六七
參蘇半夏湯……二六七
前胡散……二六八
寧氣湯……二六九
寧神丸……二七〇
玉仙散……二七一
消痰丸……二七一
祛風丸……二七二

滌痰丸……二七二
蠟煎散……二七三
人參補肺散……二七四
貝母湯……二七五
開結枳實丸……二七六
神應丹……二七七
紫苑丸……二七九
潤肺丸……二七九
藿香散……二八〇
利膈丸……二八一
大人參半夏丸……二八一
團參散……二八三

蛤蚧膏……二八三
小枳殼丸……二八四
十珍餅子……二八五
大半夏丸……二八六
白雪丸……二八七
木香半夏丸……二八八
小半夏丸……二八八
止噦丸……二八九
沉香湯……二九〇
玉芝徐老丸……二九〇
制半夏法……二九一
辰砂利膈丸……二九二

半夏利膈丸……二九三
平肺散……二九三
導飲丸……二九四
柴胡飲子……二九五
藿香散……二九六
安眠散……二九六
半夏丸……二九七
人參丸……二九七
潤肺丸……二九八
鐘乳補肺湯……二九九
紫團參丸……三〇〇
蘆筒散……三〇〇

款冬花散……三〇一
清肺丸……三〇一
天南星丸……三〇二
欵冬花散……三〇三
噙化止嗽丸……三〇三
神功散……三〇四
百部散……三〇四
八味欵冬花散……三〇五
紫參丸……三〇五
開結枳實丸……三〇六
消痰咳嗽丸……三〇七
法制溫半夏……三〇七

梅青丸……三〇八
玉塵散……三〇九
安眠散……三〇九
異功丸……三一〇
法製白半夏……三一一
法製紅半夏……三一二
化痰鐵刷丸……三一三
瀉肺湯……三一四
消飲白术丸……三一四
白金散……三一五
辰砂利痰丸……三一五
人參前胡散……三一六

白术茯苓丸……三一七
溫胃化痰丸……三一八
三倍丸……三一九
人參枳殼湯……三一九
丁香半夏丸……三二〇
橘皮半夏湯……三二〇
枳實半夏丸……三二一
皂白丸……三二一
法製半夏……三二三
辛夷湯……三二三
龍膽丸……三二四
蠲飲枳實丸……三二四

天門冬丸……三二五
神秘湯……三二六
紫苑湯……三二六
養肺丸……三二七
立効丸……三二八
沉香墮痰丸……三二八
除痰丸……三二九
乳香半夏丸……三三〇
細辛五味湯……三三〇
玉液散……三三一
寧肺散……三三一
紫金散……三三二

暖胃湯……………………………………………………三三三
白雲丸……………………………………………………三三四
錦朱丸……………………………………………………三三五
人參紫苑湯………………………………………………三三五
壞痰丸……………………………………………………三三六
人參蛤蚧散………………………………………………三三六
卷六
補虛損門
靈宿丹……………………………………………………三三九
豬肚丸……………………………………………………三四〇
酸棗仁丸…………………………………………………三四一
固真丸……………………………………………………三四二

榮芝丸……三四三
鎮心丸……三四五
牛黃鐵粉丸……三四六
烏金散……三四六
木豬苓丸……三四七
神助丹……三四八
萬壽地芝丸……三四九
萬安丸……三五〇
金櫻丹……三五二
代穀丸……三五五
王倪丹砂……三五五
乾荷散……三五九

黄連茯苓丸……三五九
延生護寶丹……三六〇
保神丹……三六二
補真丹……三六三
金鎖丹……三六四
九子丸……三六五
神明補心丹……三六八
延生丹……三七〇
茯苓散……三七二
烏銀丸……三七二
柏子仁丸……三七三
五香鱉甲散……三七四

神仙六子丸……三七五
兩炒丸……三七六
辰砂遠志丸……三七七
鐵瓮先生瓊玉膏……三七八
補陰丹……三八一
草靈丹……三八二
煨腎散……三八三
健步丸……三八三
通津丸……三八四
乳香沒藥丸……三八五
木瓜煎丸……三八六
百倍丸……三八七

增损四斤丸……三八八
宁志膏……三八八
续断丸……三八九
酸枣人煎……三九〇
救生丹……三九〇
凌阳子木香丸……三九一
养寿丹……三九二
牛膝丸……三九三
八物肾气汤……三九四
三才丸……三九五
保神丸……三九五
烧肝散……九六

預知子丸……三九七
橘皮煎丸……三九八
走馬茴香丸……四〇〇
柏子人丸……四〇〇
大建中湯……四〇一
樂令黃耆湯……四〇二
封髓丹……四〇三
仙茅丸……四〇三
覆盆子丸……四〇四
助神丸……四〇五
菖蒲丸……四〇七
通絡丸……四〇七

加減仙茅丸……四〇八
酸棗飲……四〇九
五加皮丸……四一〇
禹餘糧丸……四一一
延齡丹……四一二
養真丹……四一四
巴戟丸……四一五
蓯蓉丸……四一六
紫芝丹……四一七
永壽丹……四一八
固陽丹……四一八
秘元丹……四一九

沉麝鹿茸丸……四二〇
益壽地仙丸……四二一
人參遠志丸……四二一
人參補虛湯……四二二
神功七寶丹……四二三
參耆散……四二四
大一守中丹……四二四
青娥丸……四二五
沉香鱉甲散……四二六
天眞丸……四二七
巨勝丸……四二九
補虛黃耆湯……四三〇

烏銀丸……四三一
三才丸……四三二
五味子丸……四三二
秘眞丸……四三三
太和膏……四三四
神効丸……四三六
木香燈草丸……四三六
二靈丹……四三七
何首烏丸……四三八
二神丸……四三九
通經湯……四四〇
玉鎖丹……四四一

固真丹……四四一
未央丸……四四二
玉蕊丹……四四三
接真湯……四四四
天雄丸……四四五
胡桃丸……四四六
延壽丹……四四七
何首烏丸……四四八
腎氣丸……四四八
卷七
積熱門
紫雪……四五一

紅雪通中散……四五二
涼膈散……四五四
洗心散……四五五
八正散……四五七
妙香丸……四五七
龍腦雞蘇丸……四六〇
加減火府丸……四六二
神芎丸……四六二
清涼飲子……四六四
消痞丸……四六五
賀蘭先生解毒丸……四六六
治時疾神聖熱藥……四六八

黃連解毒湯……四六九
牛黃瀉心湯……四六九
無憂散……四七〇
清心丸……四七〇
時毒藥……四七一
酒蒸黃連丸……四七一
管仲散……四七二
海仙丸……四七二
三黃丸……四七四
治泄痢門
豆蔻固腸丸……四七四
縮砂丸……四七五

真方聖散子……四七六
戊巳丸……四七七
堅中丸……四七七
炙肝散……四七八
水煮木香膏……四八〇
潤腸橘香丸……四八一
潤腸丸……四八一
换腸丸……四八二
二聖散……四八三
加減神功丸……四八三
肉豆蔻丸……四八四
厚朴丸……四八五

大巳寒丸……四八五
吳茱萸丸……四八六
黃連烏梅丸……四八七
大道固腸丸……四八七
椒艾丸……四八八
附子畢撥丸……四八九
大聖散……四九〇
卷八
治雜病門
拈痛散……四九一
聖靈丹……四九二
犀皮湯……四九三

澡洗藥……四九三
三粉散……四九四
淋渫藥七寶散……四九四
淋渫頑荊散……四九五
洗髮菊花散……四九六
長髮滋榮散……四九七
刷牙沉香散……四九七
麝香散……四九八
乳香消毒散……四九八
虎杖散……四九九
沒藥乳香散……四九九
蒲黃散……五〇〇

接骨丹……五〇〇
當歸血竭散……五〇一
桃人散……五〇二
柏葉散……五〇二
暖手法……五〇三
代灸膏……五〇三
益脾丸……五〇四
葛花散……五〇四
抵聖散……五〇五
五生膏……五〇五
淋渫藥威靈仙散……五〇六
淋渫藥地榆散……五〇六

髮鬢秃落生髮膏……五〇七
趂痛丸……五〇七
摩腰丹……五〇八
神枕法并序……五〇九
牛蒡子丸……五一三
出油藥……五一四
愈痔散……五一四
槐荊丸……五一五
結陰丹……五一六
蒴藋散……五一六
淋渫桂附散……五一七
淋渫烏頭散……五一八

枳殼散……五一九
犀角散……五一九
擒虎散……五二〇
何首烏散……五二一
鎮肝丸……五二一
麝香散……五二二
淋㵑吳茱萸湯……五二二
楓香散……五二三
榼藤子丸……五二三
治漏藥……五二四
地榆散……五二四
消腫木香散……五二五

葶藶木香散……五二五
葶藶丸……五二六
噙化蓽澄茄丸……五二七
檳榔湯……五二七
接骨烏金散……五二八
乾洗頭香白芷散……五二八
芎藭散……五二九
通開散……五三〇
膩粉散……五三〇
金鍼散……五三〇
木香枳殼丸……五三一
威靈仙散……五三一

搜風潤腸丸……五三二
衝開散……五三二
淋渫蒴藋湯……五三三
乾荷散……五三四
還童散……五三四
百花散……五三五
無礙丸……五三六
加腦子收陽粉……五三六
木瓜丸……五三七
引水散……五三八
海金沙散……五三九
管仲散……五三九

松節散……五四〇
人參湯……五四一
菖蒲散……五四一
白蒺藜散……五四二
熨烙當歸散……五四二
苦葫蘆方……五四三
玉壺方……五四三
出油方……五四四
苦參丸……五四四
尋痛丸……五四四
琥珀散……五四五
金剛骨丸……五四五

虎杖散……五四六
木瓜丸……五四六
如意散……五四七
三聖膏……五四八
代茶新飲……五四八
梅覺春丸……五五一
旋生春散……五五二
荆芥散……五五三
洗風散……五五四
紫葛散……五五四
威靈仙丸……五五五
白蓮散……五五六

止血散……五五六
乳香丸……五五七
淋渫藥……五五八
乾上藥……五五九
收陽粉……五五九
五皮散……五六〇
淋渫藥山茱萸散……五六〇
淋渫藥丁香散……五六一
淋浴九仙散……五六二
桂香膏……五六三
紫稍花散……五六四
蛇床子散……五六四

遠志散……五六五
淋渫藥……五六五
丁香石燕子散……五六六
神應散……五六六
浥乾散……五六七
三物膏……五六七
槐角丸……五六八
溻羽腫湯……五六九
琥珀藥……五六九
麝香丸……五六九
薰蒸方……五七〇
淋渫藥雞冠散……五七一

流氣丸……五七二
牡蠣散……五七三

卷九

治咽喉口齒門

消毒散……五七五
利膈散……五七六
如聖湯……五七六
龍腦散……五七七
龍腦破毒散……五七八
漱口沉香散……五七九
槐枝散……五八九
天門冬丸……五八〇

漱口地黄散……五八〇
硼砂散……五八一
仙方地黄散……五八二
祛毒牛黄膏……五八三
春冰散……五八四
消毒寬喉散……五八五
咽喉碧玉散……五八五
麝香朱砂丸……五八六
龍麝聚聖丹……五八七
朱砂膏……五八八
胡桐淚散……五八九
增損如聖湯……五九〇

一捻金散……五九一
生地黄散……五九一
發聲散……五九二
乳香膏……五九三
胡桐律散……五九三
仙方刷牙藥……五九四
莽草散……五九五
玉池散……五九六
太和散……五九六
發聲散……五九七
甘露飲子……五九八
地黄散……五九九

當歸散……五九九
蜜陀僧散……六〇〇
消毒散……六〇〇
麝香散……六〇一
槐白皮散……六〇一
立勝散……六〇二
石膽散……六〇三
黑牙縫刷牙藥香附子散……六〇三
延齡散……六〇四
犀角升麻湯……六〇五
玉塵散……六〇六
青雪散……六〇六

細辛散……六〇七
一字散……六〇七
露蜂房散……六〇八
熟銅末散……六〇八
細辛湯……六〇九
華撥散……六〇九
牢牙如聖散……六〇九
宣牙膏……六一〇
五倍子散……六一一
代鍼散……六一一
白龍散……六一二
青龍散……六一三

硼砂散……六一三
漱毒散……六一四
升麻散……六一四
獨活散……六一五
蓽撥散……六一六
獨活散……六一六
青龍散……六一七
五靈膏……六一七
射干散……六一八
柳豆散……六一九
血竭散……六一九
地骨皮湯……六二〇

丁香散……六二二
柳枝散……六二二
乳香定痛散……六二三
三聖散……六二三
玉池散……六二三
立效散……六二三
升麻散……六二四
補骨脂散……六二四
香附子散……六二五
追風散……六二五
蒟醬散……六二六
莔草葉散……六二六

地龍散……六二七
藁本散……六二七
漱風散……六二八
草烏頭散……六二八
地黄餅子……六二九
土蒺藜散……六二九
一字救苦散……六三〇
二聖丸……六三一
槐枝八仙散……六三一
胡桐律散……六三二
柳枝湯……六三三
石膽散……六三三

二勝散……六三四
檳榔散……六三五
香芎散……六三五
升麻丸……六三六
人參清肺散……六三六
救生散……六三七
開關散……六三八
犀角散……六三八
中都惠民司無名兒藥……六三九
鼠黏子散……六三九
五痹散……六四〇
茯苓散……六四〇

如聖散……六四〇
烏犀湯……六四一
黑參丸……六四二
甘桔湯……六四二
應痛散……六四二
升麻散……六四三
牙藥麝香散……六四四
清上防風散……六四五
地黃膏……六四五
青金散……六四六
桔梗膏……六四七
涼膈甘露丸……六四七

消毒犀角飲子……六四八
牙藥麝香散……六四九
石燕子散……六五〇
牢牙石燕子散……六五〇
加減牙藥麝香散……六五一
二色漆牙藥……六五二
白牙藥升麻散……六五三
白牙藥真珠散……六五三
白牙藥……六五四
會仙救苦丹……六五五
柳花散……六五六
牙藥方……六五六

雄黃膏……六五七
定痛散……六五八
生肌桃紅散……六五八
旋餙巫雲膏……六五八
陳希夷刷牙藥……六五九
如聖丸……六六二
訶子散……六六三
如神散……六六三
沉香散……六六四
常使齒藥玉池散……六六四
柳枝散……六六五
吹喉散……六六六

青硼砂散……六六六
噙藥斬邪散……六六七
雄黃散……六六七
卷十
治眼目門
吹鼻碧玉散……六六九
七仙丸……六六九
通腦散……六七〇
菊花散……六七〇
石膏散……六七一
生地黃湯……六七一
金絲膏……六七二

白龍散……六七三
龍腦硼砂散……六七四
金連散……六七五
青金散……六七五
五黃散……六七五
氷池散……六七六
五倍丸……六七七
地黃丸……六七七
白龍粉……六七九
至明膏……六八〇
决明散……六八一
金髓煎丸……六八二

芎藭丸……六八三
荊芥散……六八三
香附散……六八四
生犀丸……六八四
當歸立效散……六八四
通光丸……六八五
神仙碧霞丹……六八五
還睛湯……六八六
黃連湯……六八七
遇明丸……六八八
還睛丹……六八九
生地黃湯……六九〇

杞菊丸……六九〇
增明丸……六九一
犀角散……六九二
羚羊角丸……六九二
神應散……六九三
消毒散……六九四
生明丸……六九四
七寶散……六九五
洗面藥門
無皂角洗面藥……六九五
藿香散……六九六
洗手檀香散……六九七

新方烏頭藥……六九七
七白膏……六九八
舊方烏頭藥……六九九
滰手藥……六九九
御前洗面藥……七〇〇
玉容散……七〇一
玉容散……七〇一
神仙玉女粉……七〇二
鐘乳粉散……七〇二
皇后洗面藥……七〇三
到流油烏髭三聖膏……七〇四
塗髭鬢方……七〇五

胡桃膏……七〇五
韓侍郎神驗撚髭方……七〇六
烏頭藥……七〇七
烏雲膏……七〇八
烏雲散……七〇八
烏髭借春散……七〇九
朱砂紅丸子……七一〇
冬瓜洗面藥……七一一
黏痛散……七一二
立馬烏……七一三
治瘡腫折傷門
陳元膏……七一四

白龍膏……七一五
摩風膏……七一七
消毒膏……七一九
善應膏……七二一
碧霞膏……七二三
玉容膏……七二四
金黃散……七二六
桃紅散……七二六
寸金錠子……七二七
大紅膏……七二八
金傷散……七二九
佛手散……七三〇

紫葛散……七三〇
追毒散……七三一
拔毒散……七三一
檳榔散……七三二
寸金丸……七三三
黃連散……七三四
搜膿散……七三五
定痛黃蘗散……七三五
平肌散……七三五
燒湯着底藥……七三六
艾煎膏……七三六
楮實散……七三七

桃人膏……七三七
玉屑膏……七三七
止痛貼熁膏……七三八
托裹黃芪散……七三九
凍瘡藥……七三九
萬痊膏……七三九
塗擦雄黃膏……七四二
樺皮散方……七四三
刀箭藥……七四三
漏蘆煮散……七四四
黑神膏……七四五
乳香膏……七四五

內托散……七四六
辛夷膏……七四七
金花散……七四八
瑩肌膏……七四九
外用清毒藥……七四九
麝香散……七五〇
熊膽散……七五〇
浴毒湯……七五一
鯪鯉甲骨貼熁膏……七五一
沒藥膏……七五二
金絲膏……七五三
定痛沒藥散……七五四

大紅膏……七五四
雙靈膏……七五五
定痛沒藥散……七五五
至聖黑龍膏……七五六
至聖黑龍膏……七五七
加血竭大紅膏……七五七
神效膏……七五八
大紅膏方……七五九
卷十一
治婦人諸疾門
芎藭湯……七六一
誂誂丸……七六二

黑神丹……七六二
延齡護寶丸……七六四
活血散……七六五
螽斯丸……七六六
靈寶散……七六七
五聖丸……七六七
人參荊芥煮散……七六八
茯苓湯……七七〇
保安丸……七七一
大保生丸……七七三
六神湯……七七四
當歸地黃丸……七七五

人參荊芥散……七七五
必效散……七七七
旋覆花丸……七七七
虎骨散……七七八
禹餘糧散……七七九
當歸良薑散……七八〇
滋陰丹……七八一
抽刀散……七八一
廣胤丹……七八二
沒藥丸……七八四
滋血湯……七八五
當歸血竭丸……七八五

地髓煎丸……七八六
八珍湯……七八七
萬病丸……七八七
滋陰湯……七八八
加味四物湯……七八八
滋榮丸……七八九
地黃膏子……七九〇
當歸沒藥丸……七九一
禹餘糧丸……七九二
治小兒諸疾門
玉柱杖散……七九三
珍珠丸……七九四

塗禾顖麝香散……七九四
三味天漿子散……七九五
五味天漿子散……七九五
通聖餅子……七九六
引風湯……七九七
聚寶膏……七九七
導赤散……七九九
雙金散……七九九
利膈丸……八〇〇
聖惠烏犀丸……八〇一
聖惠牛黄丸……八〇二
大水銀珠丹……八〇三

大天南星丸……八〇三
開胃丸……八〇四
導飲丸……八〇五
涼驚丸……八〇六
人參橘皮湯……八〇七
水銀褊丸子……八〇七
百當膏……八〇八
罷驚丸……八〇九
木香化滯丸……八一〇
金珠化痰丸……八一一
洗浴菖蒲湯……八一二
大青膏……八一三

惺惺散……八一三
人參羌活散……八一四
大鎮心丸……八一四
牛黄散……八一六
羚羊角散……八一七
寒水散……八一八
錢氏羌活膏……八一八
金砂丹……八二〇
虎睛膏……八二二
丹砂鎮心丸……八二三
五味麝香餅子……八二三
祛風墜涎丸……八二三

青芝散……八二三
木香通氣飲子……八二四
乾蠍天麻散……八二五
大惺惺丸……八二五
牛黄丸……八二六
太一散……八二七
斷癇丸……八二七
人參茯神湯……八二八
寧眠散……八二八
安神散……八二九
醒風煎……八三〇
抱龍丸……八三〇

朱砂丸……八三一
菖蒲丸……八三一
天麻煎丸……八三二
十珍餅子……八三三
金瓜丸……八三四
八物定志丸……八三五
無價散……八三五
鈎藤丸……八三六
牛黄丸……八三七
丹砂虎睛丸……八三八
鬱李人丸……八三九
麝蟾丸……八四〇

七味羌活膏……八四〇
胡黃連丸……八四一
加減益黃散……八四二
固腸丸……八四二
木香豆蔻丸……八四三
豆蔻香連丸……八四三
駐車丸……八四四
黃連阿膠丸……八四四
虎睛丸……八四五
溫白丸……八四六
異功散……八四七
九籥衛生方熏陸香丸……八四七

正舌膏……八四八
訶黎勒散……八四九
均氣散……八四九
雄黃丸……八五〇
凡新降誕兒浴法……八五一
降誕三日浴法……八五一
犀角散……八五二
天漿子散……八五二
鐵粉丸……八五三
錢氏地黃丸……八五三
錢氏浴體天麻散……八五四
大青膏……八五五

安神丹……八五六
瀉白散……八五七
十味麝香餅子……八五七
蘆薈丸……八五八
使君子丸……八五九
瀉青丸……八六〇
全蠍散……八六一
阿膠散……八六一
菖蒲煎丸……八六二
錢氏白术散……八六二
原跋一……八六五
原跋二……八六七

御藥院方序

聖朝以三代相生養之道域民於仁壽唯血氣之屬不能無病又立醫師掌醫之政令如周制而加詳焉醫之術固深大槩巳效之方爲前人所寶藏者尤爲難得太醫提點榮祿許公暨二三僚友取御藥院壬寅所刊方書板正其訛補其缺求其遺亡而附益之將宏肆流傳俾人人如在良醫左右余嘉其用心從而敘述之自仲景傷寒論論證處方之後後世以方爲書者無慮數百家至御藥院號稱大備蓋裒集諸家之善而增損持擇雖湯液齊和昭然無纖芥崎件

殆與黃帝內外經扁鵲八十一難相表裏其功用豈淺淺哉雲起太山膚寸而合不崇朝而徧雨乎天下格物君子請以是觀之至元丁卯八月九日翰林直學士河東高鳴序

癸巳新刊御藥院方目錄

卷之一

治風藥門

換骨丹　活命金丹　大辰砂丸
龍腦川芎丸　生朱丹　獨活續命湯
芎朮湯　通頂散　木瓜虎骨丸
上清白附子丸　石膏丸　四物附子湯
麒麟竭散　蛇蜕續命湯　不換金丹
乳香消風散　生犀丸　龍麝紫芝煎
透空丸　虎骨丸　換骨丹

清神散 金砂丹 防風通聖散
百全丸 辟風丹 靈犀丹
犀角搜風散 神應丹 旋覆花丸
獨活丸 如聖散 茵芋散
青金丹 七寶膏 分涎丸
分涎散 銀粉丸 龍腦安神丸
牛黃鐵粉丹 靈砂丹 加減薄荷煎丸
四蒸木瓜丸 大木香丸 清膈湯
增損防風通聖散 加腦子白豆蔻薄荷煎丸
天麻丸 芎枳丸 薄荷煎

祛涎丸 至靈散 二聖散

石膏散 芎藭散 神聖散

上清散 王瓜散 沒藥丸

摩挲丸 輕骨丹 浸酒

龍腦清膈湯 虎風丸 芎藭天麻丸

透關丸 八仙丹 太白丸

大白丹 太一散 芎黃湯

旋覆花湯 人參附子湯 龍香散

獨活寄生湯 蠍稍半夏丸 通開散

胡麻丸 川芎石膏湯 威靈仙

甘菊花荆芥湯　羌活丸　皂角丸

大通聖白花蛇散　芎辛湯　虎骨木瓜丸

菊花散　木香保命丹　烏蛇丸

卷之二

治傷寒門

桂苓丸　敗毒散　小柴胡湯

五積散　升麻葛根湯　金沸草散

术附湯　防已黃耆湯　水葫蘆丸

梅蘇丸　沉香飲子　神解丸

六一散　生薑附子湯　四君子湯

白朮散　福壽二味散　桂漿
化水丹　屠蘇　白虎湯
桂苓甘露散　荔枝膏　牛黃七寶丹
桂沉漿　桂苓白朮丸　桂苓甘露散
橙皮散　小柴胡加桂湯　交解飲子
七棗散　柴胡栝蔞根湯　七珍散
草果飲子　瓜蒂散　治瘧方
香蘇散　竹葉石膏湯　五苓散
大順散　香薷丸　薑朮湯
豬苓湯　丹砂丸　茯苓桂枝白朮甘草湯

增損白朮散　百解丸

卷之三

治一切氣門上

平胃散　思食丸　木香三稜丸

[illegible]氣丸　玄胡丸　木瓜湯

思食調中丸　治中湯　沉香降氣丸

三脘痞氣丸　丁香和胃丸　養胃進食丸

調胃散　白豆蔻散　杜翰林枳實丸

逍遙丸　通膈丸　赤茯苓丸

香橘湯　陳橘皮湯　調胃丸

木香調中丸　枳實理中丸　來復丹
理氣丸　沉香餅子　木香順氣丸
順氣寬中散　小沉香丸　分氣丸
神保丸　神保丹　補真丹
小橘皮丸　導滯丸　中和丸
調中丸　枳殼丸　橘皮枳殼湯
氣寶丸　法製生薑散　丁皮丸
荆蓬煎丸　商殼丸　逐氣丸
木香塌氣丸　沉香散　七氣湯
木香三稜丸　雞舌香丸　小分氣丸

感應丸　蓬莪茂丹　降氣檳榔丸
集香丸　木香三稜丸　木香分氣丸
酒癥丸　檳榔枳殼丸　人參湯
通膈散　寬膈丸　法製陳皮
育氣湯　溫中降氣丸　寬中丸
調中丸　均氣散　十全丸
無礙丸　尅效聖餅子　沉香大腹皮散
木香檳榔丸　木香枳實丸
鐵甕申先生交感丹　降氣湯　牙藥
順氣丸　和中丸　大華澄茄丸

卷之四

治一切氣門下

十膈氣散　抑心氣湯　綾錦養脾丸
枳實理中丸　玄明粉　厚朴橘皮丸
代赭石湯　吳茱萸丸　沉香導氣散
厭氣散　交泰丸　蓽澄茄丸
橐籥丸　橙皮丸　紫沉通氣湯
威靈仙丸　降氣湯　沉香丸
通氣湯　奔氣湯　減甘草白豆蔻散
當歸湯　順氣枳殼丸　沉香和中丸

調中沉香湯　備急丸　寬中理氣丸
快活丸　小麝香丸　木香餅子
木沉煎丸　木香三稜湯　大七香丸
檳榔丸　紫沉丸　百杯丸
麝香平氣丸　藿香和中丸　蓬莪茂丸
妙應丸　沉香溫胃丸　木香消殼丸
阿魏丸　厚朴丸　荳蔻湯
人參藿香散　養氣湯　場氣散
萬病無憂散　丁香生胃散　藿香厚朴湯
平胃丸　木香煎散　內應散

沉香蓽澄茄丸　引氣丸　沉氣升降散
加減思食丸　煨薑丸　藿香安胃散
豆蔻木香丸　枇杷葉散　大腹湯
檳榔湯　荳蔻散　通膈散
流氣飲子　木香檳榔丸　沉香降氣散
茯苓丸　大枳殼丸　百鍾丸
通膈丸　沉香聖餅子
磁州張七郎家橙香餅子　化鐵丹
賺氣散　導氣枳實丸　茴香枳殼丸
白术妙功丸　沉蘇丸

卷之五

治痰飲門

導飲丸　半夏利膈丸　紫蘇半夏湯
大半夏湯　小半夏湯　賺氣湯
青龍散　參蘇半夏湯　前胡散
寧氣湯　寧神丸　玉仙散
消痰丸　祛風丸　滌痰丸
蠟煎散　人參補肺散　貝母湯
開結枳實丸　神應丹　紫菀丸
潤肺丸　藿香散　利膈丸

大人參半夏丸　團參散　蛤蚧膏
小枳殼丸　十珍餅子　大半夏丸
白雪丸　木香半夏丸　小半夏丸
止嗽丸　沉香湯　玉芝徐老丸
製半夏法　辰砂利膈丸　半夏利膈丸
平肺散　導飲丸　柴胡飲子
藿香散　安眠散　半夏丸
人參丸　潤肺丸　鍾乳補肺湯
紫團參丸　蘆筒散　款冬花散
清肺丸　天南星丸　款冬花散

合化止嗽丸　神功散　百部散
八味款冬花散　紫參丸　開結枳實丸
消痰破飲丸　法製溫半夏　梅青丸
玉塵散　安眠散　異功丸
法製白半夏　法製紅半夏　化痰鐵刷丸
瀉肺湯　消飲白术丸　白金散
辰砂利痰丸　人參前胡散　白术茯苓丸
溫胃化痰丸　三倍丸　人參枳殼湯
丁香半夏丸　橘皮半夏湯　枳實半夏丸
皂白丸　法製半夏　辛夷湯

龍膽丸　蠲飲枳實丸　天門冬丸
神秘湯　紫苑湯　養肺丸
立效丸　沉香墮痰丸　除痰丸
乳香半夏丸　細辛五味湯　玉液散
寧肺散　紫金散　暖胃湯
白雲丸　錦朱丸　人參紫苑散
壞痰丸　人參蛤蚧散
卷之六
補虛損門
靈宿丹　猪肚丸　酸棗人丸

固真丸　榮芝丸　鎮心丸

牛黃鐵粉丸　烏金散　木豬苓丸

神助丹　萬壽地芝丸　平安丸

金櫻丹　代穀丸　王倪丹砂

乾荷散　黃連茯苓丸　延生護寶丹

保神丹　補真丹　金鎖丹

九子丸　補明補心丹　延生丹

茯苓散　烏銀丸　栢子人丸

五香鱉甲散　神仙六子丸　兩炒丸

辰砂遠志丸　鐵甕先生瓊玉膏

補陰丹　草靈丹　煨腎散
健步丸　通津丸　乳香沒藥丸
大瓜煎丸　百倍丸　增損四斤丸
寧志膏　續斷丸　酸棗人煎
救生丹　凌陽子木香丸　養壽丹
牛膝丸　八物腎氣丸　三才丸
保神丸　燒肝散　預知子丸
橘皮煎丸　走馬茴香丸　栢子人丸
大建中湯　樂令黃耆湯　封髓丹
仙茅丸　覆盆子丸　助神丸

菖蒲丸　通絡丸　加減仙茅丸

酸棗飲　五加皮丸　禹餘糧丸

延靈丹　養眞丹　巴戟丸

蓯蓉丸　紫芝丹　永壽丹

固陽丹　秘元丹　沉香鹿茸丸

益壽地仙丸　人參遠志丸　人參補虛湯

神功七寶丹　參耆散　太一守中丹

青娥丸　沉香鱉甲散　天眞丸

巨勝丸　補虛黃耆湯　烏銀丸

三才丸　五味子丸　秘眞丸

太和膏　神効丸　木香燈草丸
二靈丹　何首烏丸　二神丸
通經湯　玉鎖丹　固真丹
未央丸　玉蕊丹　接真丹
天雄丸　胡桃丸　延壽丹
何首烏丸　腎氣丸

卷之七

積熱門

紫雪　紅雪通中散　凉膈散
洗心散　八正散　妙香丸

龍腦雞蘇丸　加減火府丸　神芎丸

清涼飲子　消痞丸　賀蘭先生解毒丸

治時疾神聖熱藥　黃連解毒湯　牛黃瀉心湯

無憂散　瀉心　時毒藥

酒蒸黃連丸　管仲散　海仙丸

三黃丸

治泄痢門

豆蔻固腸丸　縮砂丸　真方聖散子

戊已丸　堅中丸　炙肝散

水煮木香膏　潤腸橘杏丸　潤腸丸

換腸丸　二聖散　加減神功丸

肉豆蔻丸　厚朴丸　大已寒丸

吳茱萸丸　黃連烏梅丸　大道固腸丸

椒艾丸　附子蓽撥丸　大聖散

卷之八　治雜病門

拈痛散　聖靈丹　犀皮湯

澡洗藥　三粉散　淋渫藥七寶散

淋渫頑荊散　洗髮菊花散　長髮滋榮散

刷牙沉香散　麝香散　乳香消毒散

虎杖散　沒藥乳香散　蒲黃散
接骨丹　當歸血竭散　桃人散
栢葉散　暖手法　代灸膏
益脾丸　葛花散　抵聖散
五生膏　淋渫藥威靈仙散
淋渫藥地榆散　髮鬢秀蕊生髮膏
趁痛丸　摩腰丹　神枕法并序
牛蒡子丸　出油藥　愈痔散
槐荆丸　結陰丹　蒴藋散
淋渫桂附散　淋渫烏頭散　枳殼散

犀角散　擒虎散　何首烏散
鎮肝丸　麝香散　淋渫吳茱萸湯
楓香散　榼藤子丸　治漏藥
地榆散　消腫木香散　葶藶木香散
葶藶丸　噙化華澄茄丸　檳榔湯
接骨烏金散　乾洗頭香白芷散
芎藭散　通關散　膩粉散
金鍼散　木香枳殼丸　威靈仙散
搜風潤腸丸　衝關散　淋渫蒴藋湯
乾荷散　還童散　百花散

無礙丸　加腦子收陽粉　木瓜丸
引水散　海金沙散　管仲散
松節散　人參湯　菖蒲散
白蒺藜散　變烙當歸散　苦葫蘆方
玉壺丸　出油藥　苦參丸
尋痛丸　琥珀散　金剛骨丸
虎杖散　木瓜丸　如意散
三聖膏　代茶新飲　梅角春丸
旋生春散　荊芥散　洗風散
紫葛散　威靈仙丸　白蓮散

止血散　乳香丸　淋渫藥

乾上藥　收陽粉　五皮散

淋渫藥山茱萸散　淋渫藥丁香散

淋浴九仙散　桂香膏　紫稍花散

蛇床子散　遠志散　淋渫藥

丁香石燕子散　神應散　浥乾散

三物膏　槐角丸　湯腫湯

琥珀藥　麝香丸　熏蒸方

淋渫藥鷄冠散　流氣丸　牡蠣散

卷之九

治咽喉口齒門

消毒散　利膈散　如聖湯
龍腦散　龍腦破毒散　漱口沉香散
槐枝散　天門冬丸　漱口地黃散
硼砂散　仙方地黃散　祛毒牛黃膏
春氷散　消毒寬喉散　咽喉碧玉散
麝香朱砂丸　龍麝聚聖丹　朱砂膏
胡桐淚散　增損如聖湯　一捻金散
生地黃散　發聲散　乳香膏
胡桐律散　仙方刷牙藥　莽草散

玉池散　太和散　發聲散

甘露飲子　地黃散　當歸散

蜜陀僧散　消毒散　麝香散

槐白皮散　立勝散　石膽散

黑牙縫刷牙藥香附子散　延齡散

犀角升麻湯　玉塵散　青雪散

細辛散　一字散　露蜂房散

熟銅末散　細辛湯　華撥散

穿牙如聖散　宣牙膏　五倍子散

代鍼散　白龍散　青龍散

硼砂散　漱毒散　升麻散

獨活散　草撥散　獨活散

青龍散　至靈膏　射干散

柳豆散　血竭散　地骨皮湯

丁香散　柳枝散　乳香定痛散

三聖散　玉池散　立效散

升麻散　補骨脂散　香附子散

追風散　蒟醬散　莔草葉散

地龍散　藁本散　漱風散

草烏頭散　地黃餅子　土蒺藜散

一字救苦散　二聖丸　槐枝八仙散

胡桐律散　柳枝湯　石膽散

二勝散　檳榔散　香芎散

升麻丸　人參清肺散　救生散

開關散　犀角散　中都惠民司無名兒藥

鼠黏子散　五痺散　茯苓散

如聖散　烏犀湯　黑參丸

甘桔湯　應痛散　升麻散

牙藥麝香散　清上防風散　地黃膏

青金散　桔梗湯　涼膈甘露丸

消毒犀角飲子　牙藥麝香散　石燕子散
牢牙石燕子散　加減牙藥麝香散　二色漆牙藥
白牙藥升麻散　白牙藥珍珠散　白牙藥
會仙救苦丹　柳花散　牙藥方
雄黃膏　定痛散　生肌桃紅散
旋篩巫雲膏　陳希夷刷牙藥　如聖散
訶子散　如神散　沉香散
常使齒藥玉池散　柳枝湯　吹喉散
青硼砂散　噙藥斬邪散　雄黃散

卷之十

治眼目門

吹鼻碧玉散
七仙丸
通腦散
菊花散
石膏散
生地黃湯
金絲膏
白龍散
龍腦硼砂散
金蓮散
青金散
五黃散
氷池散
五倍丸
地黃丸
白龍粉
至明膏
决明散
金髓煎丸
芎藭丸
荆芥散
香附散
生犀丸
當歸立効散
通光丸
神仙碧霞丹
還睛湯

黃連湯　遇明丸　還睛丸
生地黃湯　杞菊丸　增明丸
犀角散　羚羊角丸　神應散
消毒散　生明丸　七寶散

洗面藥門

無皂角洗面藥　藿香散　洗手檀香散
新方烏頭散　七白膏　舊方烏頭藥
淖手藥　御前洗面藥　玉容散
玉容散　神仙玉女粉　鍾乳粉散
皇后洗面藥　到流油烏髭三聖膏

塗鬚髮方　胡桃膏　韓侍郎神驗撚鬚方
烏頭藥　烏雲膏　烏雲散
烏鬚借春散　朱砂紅丸子　冬瓜洗面藥
黏痛散　立馬烏

治瘡腫傷折正骨門

陳元膏　白龍膏　摩風膏
消毒膏　善應膏　碧霞膏
玉容膏　金黃散　桃紅散
寸金錠子　大紅膏　金傷散
佛手散　紫葛散　追毒散

拔毒散　檳榔散　寸金丸
黄連散　搜膿散　定痛黄蘗散
平肌散　燒湯着底藥　艾煎膏
楮實散　桃人膏　玉屑膏
止痛貼瘡膏　托裏黄耆散　凍瘡藥
萬痊膏　塗擦雄黄膏　樺皮散方
刀箭藥　漏蘆煮散　黑神膏
乳香膏　內托散　辛夷膏
金花散　瑩肌膏　外用漬毒湯
麝香散　熊膽散　浴毒湯

鯪鯉甲骨貼熁膏　沒藥膏　金絲膏
定痛沒藥散　大紅膏　雙靈膏
定痛沒藥散　至聖黑龍膏　至聖黑龍膏
加血蠍大紅膏　神效膏　大紅膏方

卷之十一

治婦人諸疾門

芎藭湯　詵詵丸　黑神丹
延靈護寶丹　活血散　螽斯丸
靈寶散　五聖丸　人參荊芥煎散
茯苓湯　保安丸　大保生丸

六神湯 當歸地黃丸 人參荊芥散
必效散 旋覆花丸 虎骨散
禹餘糧散 當歸艮薑散 滋陰丹
抽刀散 廣胤丹 沒藥丸
滋血湯 當歸血竭丸 地髓煎丸
八珍湯 萬病丸 滋陰湯
加味四物湯 滋榮丸 地黃膏子
當歸沒藥丸 禹餘糧丸

治小兒諸疾門

玉柱杖散 珍珠丸 塗顖麝香散

三味天漿子散　五味天漿子散
通聖餅子　引風湯　聚寶膏
導赤散　雙金散　利膈丸
聖惠烏犀丸　聖惠牛黃丸　太一銀珠丹
大天南星丸　開胃丸　導飲丸
涼驚丸　人參橘皮湯　水銀褊丸子
百當膏　罷驚丸　木香化滯丸
金珠化痰丸　洗浴菖蒲湯　大青膏
惺惺散　人參羌活散　大鎮心丸
牛黃散　羚羊角散　寒水散

錢氏羌活膏　金砂丹　虎睛膏
丹砂鎮心丸　五味麝香餅子　祛風墜涎丸
青芝散　木香通氣飲子　乾蠍天麻散
大惺惺丸　牛黄丸　太一散
斷癇丸　人參茯神湯　寧眠散
安神散　醒風煎　抱龍丸
朱砂丸　菖蒲丸　天麻煎丸
十珍餅子　金瓜丸　八物定志丸
無價散　鈎藤丸　牛黄丸
丹砂虎睛丸　郁李人丸　麝蟾丸

七味羌活膏　胡黃連丸　加減益黃散
固腸丸　木香豆蔻丸　豆蔻香連丸
駐車丸　黃連阿膠丸　虎睛丸
溫白丸　異功散
九籥衛生方陸香丸　正舌膏
訶棃勒散　均氣散　雄黃丸
凡新　三日浴法　犀角散
天漿子散　鐵粉丸　錢氏地黃丸
錢氏浴體天麻散　大青膏　安神丹
瀉白散　十味麝香餅子　蘆薈丸

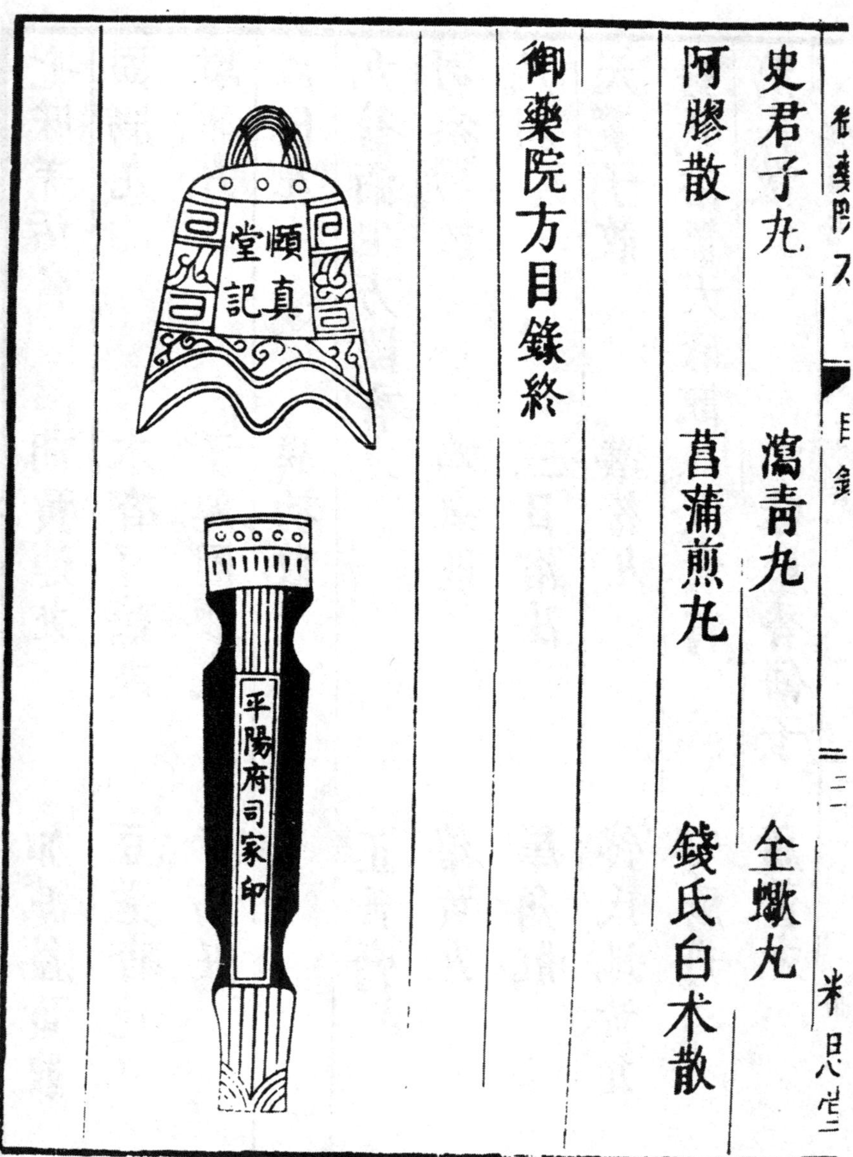

史君子丸　瀉青丸　全蠍丸

阿膠散　菖蒲煎丸　錢氏白朮散

御藥院方目錄終

癸巳新刊御藥院方卷之第一

風藥門

換骨丹　療血滯而不流衛氣遏而不通風寒濕氣相搏筋血之間內舍偏虛發爲不遂之病氣感入風血凝五痺筋攣骨痛癱瘓偏枯一切風證並皆治之服之神妙難以言宣

槐角子[illegible]黃熟　桑白皮去麤皮炙　川芎
蒼朮去皮　白芷　蔓荊子去萼
人參　威靈仙　何首烏
防風已上各二兩　苦參　五味子

香附子各二兩　麝香半兩別研　麻黃一十斤

朱砂末

右將麻黃去皮根不去節用河水三石三斗三升小斗七升是也熬六斗濾去麻黃澄清再熬至二升半入其餘藥末每一兩三錢作一十丸朱砂爲衣每服一丸用酒一盞浸至曉溶化開臨臥服之

活命金丹　治中風不語半身不遂肢節頑痺痰涎上潮咽嗌不利飲食不下牙關緊噤及解一切藥毒酒毒發熱腹脹大小便不利胸膈痞滿上實下虛氣閉面赤汗後餘熱不退勞病諸藥不治無問

老幼男子婦人但得服食貫衆

甘草　板藍根　乾薑各一兩

龍腦研三錢　麝香研三分　牛黃研半兩

生犀　珠子末各半兩　川大黃一兩半

辰砂四分一半入藥一半爲末　青黛三錢

薄荷半兩　桂三兩　甜消一兩

右件藥搗羅爲末與研藥一處攪勻煉蜜同水浸蒸餅爲劑每兩作十丸別以朱砂爲衣就濕貼金箔四十箔爲衣臘月修合磁器收貯多年不壞如療風毒茶清化下解藥毒新冷水化下汗

後餘熱勞病及小兒驚熱薄荷湯化下已上並
量病大小加減用之大有効

大辰砂丸　清頭目化痰涎利咽膈手足麻木支節
疼痛鼻塞聲重頭昏目眩項背拘急皮膚瘙癢卒
生癮疹冒觸風寒並服之

天麻去苗一兩　防風去蘆頭二兩　細辛去苗葉土半兩
薄荷葉半兩　川芎一兩　甘草炙一兩
吳白芷一兩　朱砂一兩為末

右件七味為細末煉蜜丸如彈子大朱砂為衣每
服一丸細嚼食後生薑湯下茶清亦得

生朱丹　治諸風痰甚頭痛目眩旋運欲倒肺氣鬱滯胸膈不利嘔噦惡心恍惚健忘頸項强直偏正頭痛面目浮腫筋脈拘急涕唾稠黏咽喉不利常服清神爽

白附子炮製去皮臍半斤　石膏燒通紅放冷半斤　龍腦一字

朱砂一兩二錢半為衣

右件三味為細末燒粟米飯為丸如小豆大朱砂為衣每服三十丸食後茶酒任下

獨活續命湯　治卒暴中風不省人事漸覺半身不遂口眼喎斜手足戰掉語言謇澀肢體麻痹神情

昏亂頭目眩重痰涎併多筋脈拘攣不能屈伸骨節煩疼不得轉側及治諸風服之皆驗若治脚氣緩弱久服得差久病風人每遇天色陰晦節候變更宜先服之以防瘖瘂

麻黃去節根一兩　人參去蘆頭一兩　黃芩一兩

芍藥一兩　芎藭一兩　甘草剉爁一兩

防巳半兩　杏仁去皮炒黃細切一兩　桂一兩

防風去蘆頭一兩半　附子炮去皮臍細切三兩　白花蛇肉三錢

獨活三錢　乾蠍三錢

右件爲粗末每服三錢匕水一盞半入生薑五片

煎取一盞去滓稍熱食前服

芎术湯　清神爽志祛風消蘊治頭目昏痛止鼻塞聲重

川芎二兩半　白术二兩七錢半

右二味爲粗末每服三錢水一盞入生薑五片煎至七分去滓稍熱服或細末白湯點亦得

通頂散　治風痰旋運頭目大痛及偏正不定發作神志昏憒或冒風寒鼻塞聲重

藜蘆去苗土半兩　躑躅花去土一錢　藿香葉去土二錢

右爲細末每用紙撚蘸藥鼻內嗃不拘時

木瓜虎骨丸　治風寒濕合而成痹脚重不仁疼痛少力足下癮痛不能踏地腰膝筋攣不能屈伸及項背拘急手臂無力耳内蟬鳴頭眩目運及諸證脚氣行步艱難並宜服之

木瓜　騏驎竭研　沒藥各一兩研

乳香研半兩　虎脛骨塗酒炙一兩　木香

自然銅醋淬七遍　楓香脂　敗龜醋炙去裙襴

骨碎補去毛　甜瓜子　桂

當歸切焙各一兩　地龍去土二兩　安息香一兩重湯酒熬入藥

右件一十五味除研藥外爲細末拌勻酒麪糊爲

丸如桐子大每服三十丸空心煎木瓜湯下溫酒亦得漸加至五十丸

上清白附子丸　治諸風痰甚頭痛目眩旋運欲倒嘔噦惡心恍惚不寧神思昏憒肢體倦疼頸項强硬手足麻痺常服除風化痰清利頭目

白附子炮　半夏湯洗七次　川芎

天南星炮　白殭蠶炒　菊花

陳皮去白　旋覆花　天麻各一兩

全蠍炒半兩

右件十味爲細末生薑汁浸蒸餅爲丸如梧桐子

大每服三十丸食後生薑湯下

石膏丸　治諸風痰涎頭痛目眩旋運欲倒心忪悸動恍惚不寧神思昏憒肢體倦疼頸項强硬手足麻痺常服除偏正頭疼

石膏別研　白附子炮　半夏湯洗七次

川芎　天南星炮　白殭蠶炒去系

菊花揀淨　陳皮去白　旋覆花

天麻已上各一兩　全蠍炒半兩

右件一十一味爲細末生薑汁浸蒸餅爲丸如梧桐子大每服五十丸漸加一百丸食後生薑湯

下忌黏滑生硬等物

四物附子　治風濕相搏骨節煩疼四肢拘急不得屈伸近之則痛自汗而短氣惡風不欲去衣或頭面手足時時浮腫

附子（炮去皮臍一分）　桂（八分）　白朮（六分）

甘草（炙四分）

右四味㕮咀每服稱半兩水一大盞生薑五片煎至八分去滓溫服不拘時

麒麟竭散　治寒濕搏於經絡疼痛不可忍

血竭　南乳香　沒藥

水蛭（杵碎炒令煙盡） 麝香 白芍藥

當歸（各秤一分） 虎脛骨（塗酥炙黃一六分）

右件藥八味每味各爲細末各抄一錢和勻每服三錢溫酒調下食前服之痛立止痛甚者不過二服

蛇蠍續命湯 治卒中急風牙關緊急精神昏憒口眼喎斜不省人事痰涎不利喉中作聲

白花蛇（酒浸去皮骨焙） 全蠍（炒） 獨活（去土）

天麻 附子（炒去皮臍） 人參

防風 肉桂（去粗皮） 白朮

藁本　白附子炮　赤箭

川芎　細辛去葉　白殭蠶去土灰炒

甘草炒　半夏湯浸細切　白茯苓去皮

麻黃去節水煮三沸去沫細切　已上各一兩

右件爲粗末每服五錢水一盞入生薑五片煎至七分去滓稍熱服不拘時候

不換金丹

荆芥穗　白殭蠶炒　天麻

甘草炙各一兩　羌活去蘆　川芎

白附子生用　川烏頭生用　細辛去葉

蠍稍去毒炒　藿香葉各半兩　薄荷三兩

防風一兩

右爲細末煉蜜和丸如彈子大每服一丸細嚼茶酒任下如口喎向左即右腮上塗之便正

乳香消風散　治諸風眩偏正頭疼項背拘急肢體煩疼肌肉蠕瘦巨陽風虛耳作蟬鳴目澀多睡鼻塞聲重清涕不止

乳香研　細辛去葉各一分　川芎半兩

吳白芷好者二兩　熟白天南星一兩搗爲細末以生薑一兩去皮細切與天南星一處搗爲泥焙乾如此製三次訖焙乾杵碎炒令微黃爲度

右爲細末每服一錢或加二錢擦生薑熱茶點服

消風併服出汗

生犀丸 主心虛喜忘煩悸風涎不利聰明耳目治諸風顫掉及治三十六種風益精神壯心氣或多健忘寢寐之驚心常似憂或忪或動往往欲倒狀類瘖風四肢顫掉多生怯懼每起煩燥悲涕愁煎並皆屬心臟氣虧宜服此以鎮心神

生犀鎊一兩 天麻炙黃半兩 敗龜酥炙半兩

牛黃研一分 茯神去皮一分 遠志去心一分

人參去蘆頭一分 肉桂去粗皮一分 龍齒酥炙黃一分

朱砂別研一分　麝香別研半兩　龍腦研一分

石菖蒲剉半兩　金箔五十片　銀箔五十片

羚羊角屑半兩

右件擣研極細煉蜜爲丸如梧桐子大食後臨臥溫水化下二丸或加四丸至七丸

龍麝紫芝煎　善療一切諸風半身不隨口眼喎斜頭旋耳鳴鼻塞咽乾四肢麻木疼痛痰毒下注腰膝沉重筋攣骨冷皮膚瘙癢昏迷困倦飲食進退行步少力

何首烏　天麻去蘆　吳白芷

附風蘆去　羌活蘆去　甘草炙

黑附子炮　甘松　胡椒

良薑　零陵香　藿香葉

肉桂　川薑炮　白檀半兩

麻黃去節各一兩　龍腦二分半　麝香二分半

右爲細末炒米粉四兩黃色糯米粥汁入白蜜二兩和就作鋌子一寸半長每服一鋌細嚼茶酒下如病重每服三鋌子日三服

透空丸　治男子婦人一切諸風頑麻疼痛上攻頭目下注腰腳手背顫動

香附子　藁本　藿香葉

地龍去土　川芎　白殭蠶炒

乾薑炮　甘草炙　乾蠍

天麻去苗　天南星生薑製各一兩　白芷各七分

神麯碎炒　茴香炒　麥蘗淨炒各二兩半

胡椒一兩　川烏頭炮製一兩二分

右一十七味杵爲細末每藥末三兩白麪六兩水和就丸小彈子大相連排放自空夏月新瓦上發每服一丸細嚼茶酒任下食前

虎骨丸　治經絡凝滯骨節疼痛筋脈攣急遇陰寒

愈痛

南乳香別研一兩　沒藥別研一兩　赤芍藥一兩

血竭別研二分半　熟乾地黃一兩　當歸一兩

虎脛骨酥炙黃一兩

右杵爲末用木瓜一枚切破去子入乳香末在內以麻縷纏定勿令透氣好酒二升煮至酒盡取木瓜去皮研如泥更入熟蜜少許杵和爲丸如梧桐子大每服三十丸至五十丸病在上食後服病在下食前服用溫酒送下

換骨丹　治中風癱瘓久不愈四肢軃曳不隨服諸

藥不效者

麝香研各半分　桂去粗皮各一兩半　麻黃去根節一十觔河水
七斗煮減半去滓澄清
再煎如餳磁器收貯　朱砂二兩細研爲衣

甘松去土　川烏頭生去皮臍　白芥子炒

藿香　草烏頭生去皮臍　海桐皮炒

何首烏　羌活　龍腦研

骨碎補去毛炒　牛膝酒浸　威靈仙去土

桑白皮炒　槐角　木鱉子仁炒

自然銅醋淬七返研細　青皮去白　陳皮去白已上各一兩

白芷　防風　甜爪子炒

蓽薢炒　五靈脂　川芎

甘草鹽炙　苦參　白膠香已上各半兩

右爲細末用煎麻黃膏子入少熟蜜搜和成劑丸如彈子大以朱砂爲衣每服一丸食後碪碎茶酒任下或用生薑自然汁更入酒半盞化開服藥可更進酒一二盞投之日二服至三日於當病處微有汗爲效至十日外大效無不愈者但藥性稍熱病寒者多効

清神散　治頭風旋運面目瞤動神志不清鼻塞聲重

王瓜細碎炒令黑色一兩　川芎一兩　香附子炒二兩

防風　薄荷葉　白芷

荆芥穗　羌活　細辛去葉

甘草炙已上各一兩

右件搗羅爲細末每服一大錢食後茶清點服或溫水亦得

金砂丹　治中風涎潮失音不語面赤脈大數急迷悶口眼喎斜但係風熱之疾半身嚲曳或傷寒剛痓瘈瘲方

白花蛇　烏蛇各酒浸去皮骨取肉　蠍稍炒

白殭蠶炒　犀角屑　玳瑁屑
天麻　人參　白茯神
甘草炙各一兩　龍腦研一分　麝香研一分
朱砂研五兩　牛黃研一分　雄黃研一分
真珠研一分　天竺黃研一分　金箔
銀箔各二百三十片　鐵粉研一分
右件爲細末真石腦油和丸每兩作十丸磁盒內收每服取一丸人參湯化下或竹葉湯新汲水亦得如中風不語涎潮上管又治剛痓柔痓婦人產後角弓只一服愈

防風通聖散　治一切風熱鬱結氣血蘊滯筋脈拘攣倦手足麻痺肢體焦痿頭痛昏眩腰脊强痛耳鳴鼻塞口苦舌乾咽嗌不利胸膈痞塞咳嗽喘滿涕唾稠黏腸胃燥澁便溺淋閉或腸胃蘊熱鬱結水液不能浸潤於周身而爲小便出多者或濕熱內甚而有溏泄者或表之正氣與邪熱併甚於裏陽極似陰而寒顫煩渴者或熱甚變爲瘧疾久不已者或風熱走注疼痛頑麻者或腎水陰虛心大陽甚熱暴甚而中風或暴瘖不語及暗風癇病或破傷中風時發時搐并小兒熱甚驚風或癍疹赤

出不快者或熱劇黑陷將欲死者或風熱瘡疥久不愈者并解酒熱毒及調理傷寒發汗不解頭項肢體疼痛宜服之

防風二錢半　川芎半兩　石膏一兩

滑石三兩　當歸一兩　赤芍藥半兩

甘草炒二錢半　大黃半兩　荊芥穗二錢半

薄荷葉一兩　麻黃半兩去根不去節　白朮半兩

山梔子三錢　連翹半兩　黃芩半兩

桔梗半兩　牛膝半兩酒浸　人參半兩

半夏半兩生薑製

右件藥同爲粗末每服四錢水一盞入生薑三片煎至六分去滓溫服不計時候日進三服病甚者五七錢至十餘錢極甚須可下者多服二三十錢得利後却常服三五錢以意加減病愈後更宜常服三二錢別無所損使病不能再作

百全丸　流行經絡開發鬱滯

何首烏雌雄各半六兩　天南星二兩半用生薑二兩半製

白附子微炮一兩半　黃丹炒二兩入麵內打糊

右除前項黃丹外爲細末入前項黃丹三兩用白麵二兩半用醋同調爲糊和有色爲度丸如梧

桐子大每服六七十九食後生薑湯下溫酒亦得

辟風湯　治諸風疾無問新久者半身不遂口眼喎斜語言蹇澁精神昏憒痰涎併多咽嗌不利及風虛頭痛目眩旋運欲倒或心忪健忘恍惚不寧手足麻痺顫掉無力筋脈拘急骨節煩疼行步艱難並宜服之

獨活洗去土焙乾　防風去蘆頭　吳白芷

桂　藁本去土　麻黃去節微炒

白芍藥去皮　天麻已上各一兩

川烏頭炮製去皮臍碎炒黃半兩　藿香葉去土半兩

川芎七錢　羌活去苗三錢　甘草剉炒半兩

白花蛇酒浸去皮骨半兩　白殭蠶炒黃三錢

全蠍去毒炒黃色半兩　朱砂為衣二兩

白附子炮製擣碎炒微黃四錢　天南星牛膽炒黃四錢

遠志湯浸去心焙三錢

右件擣羅為細末煉蜜和丸每兩作十丸朱砂為衣每服一丸細嚼或化服用生薑湯送下麝香湯亦得如破傷風豆淋酒下急風癇病人參湯下不拘時候此藥功効不可具述

靈犀丹　治一切諸風言語蹇澁心神昏憒

犀角屑　天麻　防風

川羌活　木香　吳白芷

甘菊　白殭蠶炒　天南星牛膽製

甘草　地骨皮　山藥

薄荷葉　川芎　蔓荊子

麻黃去根節　當歸　桂去粗皮一兩

乾蠍半兩　麝香別研二錢

白花蛇酒浸去皮骨焙乾二兩

右爲細末煉蜜和丸每兩作八丸朱砂二兩半爲

衣每服一丸不拘時候細嚼人參湯化下或茶酒亦得

犀角搜風丸　治風下痰解結順氣

牽牛頭末四兩　乾生薑半兩　車前子一兩

白茯苓去皮一兩　生犀屑一兩半　青皮去白三兩

陳皮去白二兩　枳實麩炒去穰二兩　木通一兩

木香半兩

右爲細末湯浸飵餅爲丸如梧桐子大每服三十丸至五七十丸食後溫生薑湯下

神應丹　治諸癇

辰砂（不以多少）

右細研水飛過候乾用猪心血和之得所以飩餅劑裹蒸熟爲度取出就熱便丸如梧桐子大每服一粒食後臨臥溫人參湯下不十服取效如神

旋覆花丸　治諸風痰實頭目昏眩旋運欲倒嘔噦惡心恍惚不寧神志昏憒肢體倦怠頸項强硬手足麻痹常服除風化痰清利頭目及偏正頭痛並宜服之

旋覆花（二兩）　防風（去蘆頭）　吳白芷

甘菊花　天麻　天南星炮
白附子炮　半夏湯洗　陳皮去白
芎藭　蠍稍去毒炒　殭蠶炒去
石膏研已上各一兩
右件搗羅爲細末生薑汁煮麪糊和丸如梧桐子
大每服三四十丸溫生薑湯下或茶清亦得食
後服

獨活丸　治風氣上攻頭目疼痛昏眩不快利膈化
痰

獨活　川芎　甘菊花各一兩

乾蠍一分炒　防風一兩　半夏湯洗去滑作餅子炙二兩

右件五味同爲末以半夏末用生薑自然汁二大盞煮如膏和爲丸如豌豆大每服七丸至十丸荆芥薄荷湯下

如聖散　治時氣纏喉風漸入咽塞水穀不下牙關緊急不省人事

雄黃細研　白礬飛過　藜蘆厚去皮用心并生用

猪牙皂角去皮炙黃

右件各等分搗羅細末每用一豆大各鼻內嗃立

效

茵芋散 治風寒濕痹皮肉不仁骨髓疼痛不可忍者宜服茵芋酒

茵芋　萆薢　蜀椒出汗

狗脊去毛　桂去粗皮　附子炮各一兩

牛膝去苗酒浸　石斛去根　生薑各一兩半

右件九味㕮咀以生絹袋貯以酒一㪷浸經三宿每服一盞或二盞酒服至半再旋添新酒覺藥味淡再合

青金丹 治中風不省痰涎鬱滞在咽嗌間如拽鋸

聲連服三兩丸或吐或利後精神出立省

膩粉　粉霜　水銀（錫結沙子各一分）

半夏（湯洗過生薑汁浸為末三分）　續隨子（去皮研一百二十斤）

滑石（為末三錢）　青黛（二錢）　腦子

麝香（各一錢）

右件各為末同研令匀水丸如榛子大每服三兩丸煎葱白湯下或薄荷湯化下

七寶膏　治中風涎潮不下精神昏憒不省人事

丹砂　牛黃　粉霜

腦子　水銀　麝香（各一分）

金箔二十箔

右件同研水銀星盡棗肉爲丸如鷄頭大每服二三丸薄荷湯磨下

分涎丸 治中風忽然倒作痰涎鬱塞不省人事

水銀錫結沙子 粉霜 乾蠍爲末各半兩

膩粉二錢 腦子 麝香

天竺黃 朱砂各一錢 天南星生用爲末一兩

右件同研令勻石腦油丸如雞頭大每服三五丸薄荷湯化下一歲小兒服半丸至一丸

分涎散 治中風涎潮作聲不得出口噤手足搐搦

藿香葉　乾蠍　白附子各一兩

丹砂　膩粉　粉霜各二兩

天南星炮一兩已上藿蝎附天四味同爲末

右件同研勻細每服一錢匕至二錢薄荷湯或茶清調下未吐利再服

銀粉丸　治中風痰涎不得下精神昏塞不省人事

水銀二兩錫結沙子別研　天南星四兩牛乳拌勻濕炒

突中煤　牛黃別研各半兩

白附子生薑汁拌勻炒取二兩　蠍稍　麝香別研各一兩

右件除別研外爲細末後同研合勻煉蜜和丸如

彈子大每服半丸薄荷湯化下如大便不利薄荷湯調膩粉半錢匕下小兒服量虛實服如大

一二九

龍腦安神丸　治男子婦人小兒五積癲癇無問遠年日近發作無時服諸藥不效但服此藥無不痊愈

茯神去粗皮取末　人參去蘆頭　麥門冬去心

烏犀取末　朱砂各二兩　真地骨皮

甘草取末　桑白皮取末各一兩　馬牙硝別研一錢

龍腦別研　牛黃別研　麝香別研各三錢

金箔三十五箔

右一十三味爲細末煉蜜丸如彈子大金箔爲衣如有風癇病多歲冬月用溫水化下夏月凉水化下不拘時候多歲病服如二三年病日進三服小兒一丸分作二服又治男子婦人虛勞發熱喘嗽新汲水一盞化開服其喘滿痰嗽立止又治男子婦人語澁舌强日進三服食後溫涼水化下

牛黃鐵粉丹　治中風痰甚精神昏憒語言蹇澁手足不隨諸藥不效服之神驗

牛黄　膩粉　朱砂研

麝香研　生犀末　腦子研

鉛白霜　雄黄已上各一分　天南星牛膽製

鐵粉　川甜消　人參已上各半兩

金箔　銀箔各十片大者

右件一十四味研細煉蜜和丸如雞頭大每服二丸以薄荷湯化下

靈砂丹　治風熱鬱結氣血藴滯頭目昏眩鼻塞清涕口苦舌乾咽嗌不利胸膈痞悶咳嗽痰實腸胃燥澁小便赤黄或腎水陰虚心火熾甚及偏正頭

疼髮落齒痛遍身麻木疥癬瘡瘍一切風熱並皆治之

天麻　獨活　羌活

細辛　石膏　防風

連翹　薄荷葉各二兩　川芎

山梔子去皮　芍藥　荆芥穗

當歸　黄芩　大黄生用

全蠍微炒　菊花　人參

白术已上各半兩　朱砂爲衣　寒水石生用

桔梗各二兩　滑石四兩　縮砂人一分

甘草三兩生用

右件同爲細末煉蜜爲丸每兩作一十丸朱砂爲衣每服一丸細嚼茶淸下食後

加減薄荷煎丸　治頭目昏眩口舌生瘡痰涎壅塞咽喉腫痛除風熱消瘡疹

薄荷葉八兩　川芎一兩　桔梗二兩

防風一兩　甘草半兩　縮砂人半兩

腦子半兩　白豆蔻人一兩

右件爲細末煉蜜和每兩分作二十丸每服一丸噙化服

四蒸木瓜丸　治肝腎脾三經氣虛爲風寒暑濕相搏流注經絡竭日曠歲治療不痊　六氣更變作情不寧必至發動或腫或頑痺脚膝疼痛不能自持增寒壯熱

威靈仙　苦葶藶　黃耆

續斷　蒼术　橘皮

烏藥　茯神木各半兩

右八味爲細末大木瓜四箇去頂穰填藥在內却用頂盡蓋定酒灑蒸熟研爲膏如梧桐子大每服五十丸空心溫酒下鹽湯下世傳木瓜丸甚

多此方最有神效當敬之

大木香丸　治偏風半身不遂語言蹇澁麻痺不仁風毒注腫痰潮涎出精神昏憒

木香一兩一分　天麻　桔梗

防風　天南星薑製　半夏麯

黃耆　白芷　白鮮皮

海桐皮　羌活　川芎

當歸　茯苓去皮　麻黃去根節

白殭蠶炒　虎脛骨酥炙已上一十六味各一兩

白花蛇酒浸取肉　烏蛇酒浸取肉　犀角鎊

羚羊角鎊　人參　阿膠炒

蟬殼　沒藥　桂心已上各六分

乾薑炮　白附子炮　全蠍微炒

麝香別研已上四味各四錢　牛黃別研

腦子別研各二錢

右爲細末煉蜜和丸如彈子大朱砂爲衣每服一

丸生薑湯下食前服

清膈湯　治風熱化痰利咽膈清頭目消瘡疹

甘草剉炒赤色　瓜蔞根　桔梗炒黃色

紫蘇葉各二兩　雞蘇葉去土三兩　荆芥穗四兩

黍黏子六兩揀淨炒杵

右為細末每服一大錢食後或臨睡白湯點服

增損防風通聖散 治鼻塞不利肺氣不和

黍黏子 桔梗 桑白皮

紫茸菀已上各半兩 荆芥穗三兩 甘草二兩已上各生用

右為粗末防風通聖散各一半伴和勻每服八錢

水一盞半入生薑五片同煎至七分去滓溫服

食後

加腦子白豆蔻薄荷煎丸

薄荷葉八兩 川芎一兩半 桔梗二兩半

甘草二兩　防風一兩半　縮砂仁二錢半

加腦子半兩　加白豆蔻仁一兩

右爲細末煉蜜和丸每兩作二十丸每服一丸噙化服之

天麻丸　治肺臟風熱鼻塞不通常服凉膈明目治頭昏腦悶

龍腦薄荷葉一兩　荊芥穗去子　天麻

甘草炙各二兩半　川芎　羌活

白芷　馬牙消　玄參各一兩半

川烏頭二分半炮製去皮臍

右件爲細末煉蜜和丸如雞頭大每服一丸至二丸細嚼茶清下食後

芎枳丸　治心肺積熱去風鬱痰實清利頭目令氣不止甚盛

川芎用淘米泔浸一宿刷淨沙土焙乾秤

枳殼用淘米泔浸三日三夜去穰再浸一宿切作片子麩炒微黄色

已上二味各四兩並爲細末煉蜜放冷和丸如梧桐子大每服一百丸食後臨卧溫水送下日進二服

薄荷煎　治頭目昏眩口舌生瘡痰涎壅塞咽喉腫

痛除風熱消瘡疹

薄荷一斤取頭末二兩　川芎半兩取末二錢　腦子半錢研

甘草半兩取末二分半　縮砂人半兩取末二分

右將上項藥件和令勻於藥末內稱出半兩爲衣用白沙生蜜五兩半和成劑用明淨水於器盒內盛上面放藥吞夜不歇每兩裁作二十塊每服三塊細嚼嚥化亦得

祛涎丸　治風痰上攻頭目昏痛旋暈欲倒嘔噦惡心恍惚健忘神思昏憒肢體煩痛頸項拘急頭面腫癢手足難舉或時麻痹

天南星四兩　半夏九兩半　白附子二兩六錢

川烏頭七分半

巳上四味並生爲細末用生絹袋盛以井花水揉洗澄濾有滓再更研入袋擺洗盡磁盆中日曬夜露每至曉澄去宿水別換井花水攪勻曬春五日夏三日秋七日冬十日去水曬乾如玉片方入後諸藥

劍脊烏稍蛇酒浸一宿去皮骨焙乾秤一兩　川芎二兩

白花蛇酒浸去皮骨焙乾秤一兩　天麻二兩

全蠍一兩去毒微炒　白殭蠶一兩炒去系嘴

右件同爲細末生薑自然汁煮麵糊和丸如梧桐子大以飛研細朱砂一兩麝香末二錢衣爲風乾密器中盛之每服三十丸食後煎生薑薄荷湯下

至靈散　治偏頭疼

雄黃研　細辛去苗葉爲末各等分

右二味再同研每服一字左邊頭疼搐入右鼻內右邊頭疼搐入左鼻

二聖散　治風頭痛上焦壅滯心膈煩熱及治偏頭疼

消石　細辛去苗葉華陰者各一分

右二味擣研爲細散每用半字發時搐入不痛邊鼻內如末已方搐痛邊鼻內或用紙撚子蘸藥紝鼻中

石膏散　治風壅頭痛脊骨痛

石膏研　芎藭　旋覆花各一兩

白附子炮　細辛去苗葉　甘草炙各一分

右六味擣羅爲散每服半錢匕臘茶調下不拘時候

芎藭散　治頭目昏眩肢體煩倦

芎藭　菊花　荆芥穗

石膏研細　甘草各等分

右五味各生用擣研爲細散每服一錢匕熱湯調下

神聖散

治偏頭疼不可忍

乾蠍去土炒　藿香葉　麻黄去根節

細辛去苗葉

右四味擣羅爲細散每服一錢匕用薄荷葉酒調下

上清散

治頭痛眉骨痛眼痛

川芎　鬱金　芍藥

荆芥穗　薄荷葉　芒消已上各半兩

乳香　沒藥各一錢　腦子半錢

右爲細末每用一字鼻内搐

王瓜散　專治偏正頭痛

荆芥穗一兩半　木香　川芎

天麻　麻黄去節　防風去蘆頭

細辛去苗　甘草炙　王瓜燈心炒黄色已上各半兩

右同爲細末每服二三錢熱茶清調下食後

沒藥丸　治中風手足不隨

沒藥　乳香　丁香

木香　地龍去土　生犀鎊

人參去蘆頭　羚羊角鎊　朱砂水飛

龍腦　麝香各二錢半　天麻一兩

川烏頭炮裂半兩　白花蛇酒浸取肉二錢半

右件爲細末令勻煉蜜爲丸每一兩作十丸金箔爲衣每服一丸空心食前細嚼溫酒或溫水送下

摩挲丸　治中風癱緩半身不隨口眼喎斜言語蹇

澁精神昏塞步履艱難或肌肉偏枯手足嚲曳或筋脉拘攣不得屈伸及氣痹之疾諸風身體疼痛

天麻去苗一斤洗 天台烏藥 自然銅燒赤醋淬

薰陸香用滴乳者別研 辰砂細研水飛 麝香別研

生龍腦別研 烏犀鎊屑別爲細末 雄黃飛研各四兩

地榆去苗 黑參揀潤者洗焙乾 丁香

川烏頭炮裂去臍皮尖 木香各八兩 真珠末研細二兩

右件一十五味爲末研勻煉蜜和丸如楮實大每服一丸溫酒化下不拘時候服訖避風處衣被蓋覆令汗出患重者服一月痊安輕者半月差

初患者五七服可安

輕骨丹　治中風手足緩弱肢節不身筋𦙶攣急癱瘓偏風半身不遂口眼喎斜語言蹇澁肌肉不生一切諸風並皆治之常服此藥壯筋骨補虛駐顏色强骨生力益真氣除骨髓間風邪

獨活去土　牛膝酒浸　兔絲子酒浸

蓯蓉酒浸　萆薢蜜炒　金毛狗脊去毛

川心巴戟鹽炒　骨碎補去毛　破故紙炒

葫蘆芭炒　大附子炮去皮臍　熟地黃

當歸去土　天麻　防風去蘆頭

羌活去土　白芥子炒　川芎

五味子炒　川烏頭炮去皮臍　木香已上各一兩

木鱉子半兩　甜瓜子半兩炒　地龍半兩去土

全蠍一兩炒　乳香半兩別研　沒藥半兩別研

續斷一兩

已上二十八味右爲細末酒煮麪糊爲丸如梧桐子大每服三十丸四十丸食前溫酒下

浸酒　治諸頭目腰脚筋骨風益血添氣力

虎脛骨八兩炙令黃搥碎如棊子　丹參　天麻各一大兩

桂　牛膝　萆薢

人參各一大兩　烏豆二升炒令得所　羚羊角

杜仲　芎藭各六分　薏苡人八分

南椒半兩揀去閉口

右一十三兩細剉吹去末生絹袋寬盛沉於三㪷酒中浸令沒密封經七日開空腹量性飲恒令微有酒氣取一盞添一盞藥味薄則換

龍腦清膈湯　治風熱化痰利咽膈清頭目消瘡疹

黍黏子六兩揀淨炒杵　荆芥穗四兩　雞蘇葉一兩半去土

甘草剉炒赤色　瓜蔞根　桔梗炒黃色

紫蘇子炒各二兩　龍腦二錢

右爲細末每服一二錢食後或臨睡白湯點服

虛風丸　治一切虛風頭痛眩運旋運欲倒嘔吐痰涎牙關緊急手足無力麻木不仁不省人事

天蓼木　吳白芷　白鮮皮

白茯苓去黑皮　川芎　獨活去蘆頭

防風去蘆頭　天南星酒浸切作片子酒煮　天麻酒煮

烏蛇酒浸去皮骨　全蠍微炒　人參去蘆頭

麻黃去根節炒　甘草剉炒　白朮

細辛去苗葉土　川烏頭炮裂去皮臍　白殭蠶去系微炒

巳上各半兩　天雄炮裂去皮臍　黑附子炮裂去皮

精各三錢七分半 馬牙消別研 雄黃飛研

朱砂飛研各二錢半 龍腦 麝香各半錢

右件二十五味爲細末煉蜜爲丸每兩作一十丸每服一丸溫酒化下或荊芥湯亦得食後臨臥服

芎藭天麻丸 清利頭目消風化痰寬胃利膈心忪煩悶旋運欲倒頸項緊急肩背拘倦神昏多睡肢體煩痛皮膚瘙癢偏正頭痛鼻塞聲重面目浮腫並宜服之

芎藭二兩 天麻半兩

右二味爲細末煉蜜爲丸每一兩半作二十丸每服一丸食後細嚼茶酒任下

透關丸　治中急風榮衛痹滯頭目昏運額角偏痛手足無力舉動戰掉語言蹇澁心神不寧

麻黃去根節二兩　麝香研　天麻各半兩

乳香研　沒藥研　地榆

黑參　甜瓜子　川烏頭生去皮臍已上各一兩

右件九味同爲末以酒一升慢火熬爲膏更量人煉蜜同和爲丸如梧桐子大每服三十丸溫荆

芥湯下不計時候

八仙丹　治大癩病

白附子　天麻　升麻

丹參　威靈仙　細辛

赤箭各一兩　蜈蚣一對酥炙去頭足

右件八味同爲細末每用一兩八錢藥末用胡麻子淘淨一升重五兩炒令香熟入藥末同搗極細煉蜜爲丸分作十丸每日食後米飲嚼下一丸日進三服服之十日或一月至兩月筋骨疼痛是其驗也比至有驗且忌出入行動

太白丸　治諸風頭旋額角偏痛肢體拘倦痰盛氣壅鼻塞聲重咽膈不利清爽神志解利四時邪氣

天麻　芎藭各一兩半　附子炮去皮臍

細辛去苗葉各二兩　天南星二兩　白附子五兩

半夏一十五兩輕煮焙乾　蠍稍一兩炒　寒水石燒熟五十兩

白殭蠶炒三兩　人參半兩　阿膠三分炙令熟燥

右件一十二味同擣羅爲末水麵糊爲丸如梧桐子大每服三十丸生薑湯下不拘時候

太白丹　治諸風頭目旋運偏正頭痛肢體拘倦痰盛氣壅鼻塞聲重咽膈不利清爽神志解利四時

邪氣

天南星二十兩炮　細辛去土　附子炮去皮臍各二兩

芎　天麻各二兩半　半夏一十五兩湯浸洗去滑切作片子焙乾

白附子五兩炮　蠍稍一兩炒

青皮去白　木香各三兩　寒水石燒一十兩一半爲衣

白殭蠶去絲炒三兩

右爲細末生薑汁麪糊和丸如梧桐子大用寒水石爲衣每服三十丸生薑湯下不拘時候

太一散　治陽明經虛風邪客入令人口眼喎斜麻木不仁及驚風癎窒手足搐搦不省人事

獨活去蘆頭一兩半　續斷　杜仲去絲炒
肉桂去皮　牛膝酒浸一宿　黑附子炮去皮臍
白茯苓去黑皮　人參去蘆頭　防風去蘆頭
白芍藥　當歸去蘆頭已上各一兩　川芎
熟乾地黄　秦艽去蘆頭土　甘草剉炒各一兩半
細辛去苗葉土頭節一兩

右件一十六味爲麤末每服三錢水一大盞煎至七分去滓溫服不計時候

芎黄湯　治偏正頭痛外傷風鼻塞聲重清涕多嚏者

荊芥穗三錢　全蠍五个炒　大川烏頭兩个炮去皮臍切碎炒黃色　川芎半兩　細辛去苗葉一錢半

雄黃研水飛一錢

右件六味各修製畢碾羅爲細末每服半錢茶少許白湯點服不拘時候

旋覆花湯　治風熱則而生赤痱子腦昏目疼鼻塞聲重面上遊風狀如蟲行

旋覆花去土　人參去蘆頭　赤茯苓去皮

黃芩去皮　柴胡去蘆　枳實麵炒

赤芍藥去皮　甘草已上各二兩

右爲散每服二錢水一大盞入生薑五片同煎至七分去滓食後服日進三服忌豬肉鹹麵等

人參附子湯 治風濕體疼痛欲折肉如錐刀所刺

人參去蘆 黑附子炮去皮臍 乾薑炮製

芍藥 茯苓去皮 甘草炙

桂心各一錢半 白朮二錢

右件八味爲細末每服二錢水一盞同煎至七分去滓溫服不計時候

龍香散 治偏正頭痛不可忍並宜服之

地龍去土微炒爲末 乳香各半兩

右二味爲細末每用一錢摻在紙上作紙撚子燈
上燒令煙出鼻內聞煙氣

獨活寄生湯 治腎氣虛弱冷臥濕地腰背拘急筋
攣骨痛或當風取凉過度風邪流入脚膝爲偏枯
冷痺緩弱疼痛或腰痛牽引脚重行步艱難

獨活三兩 寄生 杜仲
牛膝 細辛 秦艽
茯苓 桂心 防風
芎藭 人參 甘草
當歸 芍藥 地黃乾已上各二兩

右為麤末每服五錢水一大盞入生薑五片煎至七分去滓稍熱服食前

蠍稍半夏丸　治風壅痰實咳嗽鼻塞頭目昏痛手足麻木頸項强急筋脈不利常祛風化痰清爽頭目

蠍稍去刺炒　白殭蠶生薑汁炒各半兩　天南星炮

半夏湯洗七返用生薑製作麴　明天麻去頭　川獨活去蘆頭十

白花蛇酒浸取肉　川芎去土　南青皮去白

紫蘇葉　揀木香　防風去蘆頭各半兩

右件一十二味修製訖同為細末用生薑自然汁

打麵糊爲丸如梧桐子大別用朱砂爲衣每服三十九至五十九丸食後生薑湯送下

通關散　治風熱上攻頭目筋脉拘急痰涎壅滯支節煩疼

羌活　獨活　防風

天麻　山梔子　大黃

甘草各一兩　滑石二兩

右件爲麤末每服三錢水一盞生薑五片煎至七分去滓溫服食後

胡麻丸　治大風

天麻　白附子炮　人參

細辛　川芎　定風草

窮賊　川山甲黃上炒黃色　丹參

升麻　玄參　何首烏酒浸

紫參　蔓荊子　威靈仙

防風已上各一兩　全蜈蚣一對

右為細末每用二兩用胡麻一斤炒香為末拌勻入蜜和丸都分為丸十丸每服一丸細嚼溫漿水下日進三服不拘時候淡白粥服一百二十日再不再發次服

川芎石膏湯　治一切風熱上攻頭目昏眩或痛或悶或風痰喘嗽或目疾時發或生翳膜或鼻塞口瘡煩燥多渴或便溺淋閉或瘡癬皴揭並宜服之清利頭目宣通氣血并一切風熱或中風偏枯撨解中外諸邪所傷及調理汗病下之前後并汗後餘熱勞復傳染等疾

石膏　防風　連翹

薄荷葉各一兩　川芎　山梔子

荆芥穗　當歸切焙　芍藥生

大黃　菊花　人參

白朮各半兩 甘草三兩 滑石四兩

寒水石 黃芩 桔梗各二兩

縮砂人二分

右爲麤末每服三四錢水一盞煎至六分濾汁溫服日進二三服食後忌薑醋發熱諸物或爲極細末溫水調下二三錢

威靈仙 味鹹溫無毒主諸風宣通五臟去腹內冷滯心腸痰水久積癥瘕痃癖氣塊膀胱宿膿惡水腰膝冷疼及療傷折一名能消久服無瘟疫瘧出商州上洛山及華山幷平澤不聞水聲者良生先

於衆草莖方數葉相對花淺紫根生稠密歲久益繁冬月丙丁戊巳日採忌茗

圖經云商州有人重病足不履地數十年良醫殫技莫能療所親置之道傍以求醫者一新羅僧見之告曰此疾一藥可活但不知此土有否因爲之入山求索果得乃威靈仙也使服之數日能步履崔元亮海上方著其法云採得陰乾月餘擣篩溫清酒和二錢匕空心服之如人本性殺藥可加及六七分匕利過兩行則減之病除乃停服其性甚善不觸諸藥但惡茶及麵湯以甘草梔子代飲可

也

崔氏海上集有云威靈仙一味洗焙爲末以好酒和令微濕入竹筒內牢塞口九蒸九暴如乾添酒重灑之以白蜜和爲丸如桐子大每服二十丸至三十丸至五十丸溫酒下

甘菊花荆芥湯　治風痰頭痛咽膈壅悶

甘菊花　防風　旋覆花

川芎各半兩　皂角酥炙去皮子　石膏碎各一兩

枳殼麩炒去瓤　甘草炙　荆芥穗各七錢半

右九味搗羅爲麤末每服三分水一盞入生薑三

片同煎至六分去滓食後熱服

羌活丸　治風氣不調頭目昏眩痰涎壅滯遍身拘急及風邪寒壅頭痛項強鼻塞聲重肢節煩疼天陰風雨先覺不安

羌活去蘆頭　甘菊　麻黃去根節

川芎　防風去蘆頭　石膏細研為末

前胡去蘆頭　黃芩　細辛去苗

甘草剉爁　枳殼去白　白茯苓去皮

蔓荊子去白皮已上各一兩　朱砂飛研一兩半為衣

右為細末水麪糊為丸如梧桐子大每服四十丸

生薑湯下不拘時

皂角丸 治風氣攻注頭面腫癢遍身拘急痰涎壅塞胸膈煩悶頭眼目眩鼻塞口乾皮膚瘙癢腰脚重痛大便風秘小便赤澁及咳嗽喘滿痰唾稠濁語澁涎多手足麻痺暗風癇病偏正頭痛夾腦風婦人血風攻注遍身疼痛心忪煩躁癮疹瘙癢並宜服之

半夏湯洗七次 白礬枯過 威靈仙洗

知母 貝母去心炒黃 青橘皮

甘菊花各一兩 牽牛子二兩爁 槐角爁

薄荷葉　皂角各五兩將皂角搥碎以水一十八兩六分揉汁用蜜一斤同熬成膏爲用

右爲末以皂角膏子搜和爲丸如梧桐子大每服二十丸食後生薑湯下如治痰實咳嗽用蛤粉虀汁湯下手足麻痺用生薑薄荷湯下語澁涎盛用荊芥湯下偏正頭疼夾腦風用薄荷湯下

大通聖白花蛇散　大治諸風無問新久手足嚲曳腰脚緩弱行步不正精神昏冒口面喎斜語言謇澁痰涎壅盛或筋脉攣急肌肉頑痺皮膚瘙癢骨節煩痛或痛無常處遊走不定及風氣上攻面浮

耳鳴頭痛目眩下注腰腳腰疼腿重腫癢生瘡並宜服之

天麻去苗　赤箭　防風去苗

厚朴生薑汁製　藁本去土　海桐皮

草薢　木香　肉桂去皮

杜仲剉炒　乾山藥　當歸去苗

甘草炙剉　威靈仙　白附子炮

菊花去土枝梗　蔓荊子去白皮　羌活去蘆頭

郁李人去皮別研　虎骨醋炙　白芷

乾蠍炒　牛膝去苗　白花蛇酒浸去皮骨用

肉已上各一兩

右爲散每服一錢至二錢溫酒調下荆芥湯亦得空心服之常服袪逐風氣通行榮衛久病風人尤宜常服輕可中風不過二十服平復如故

芎辛湯　治膈痰風厥頭目昏痛鼻塞聲重肩背拘急

芎藭半兩　細辛去苗土一錢　甘草炙一錢半

右三味爲麤末每服二錢水一盞煎至七分去滓食後溫服

虎骨木瓜丸　治飲酒過度寒濕停駐經絡不利傷

敗氣血走注筋骨疼痛晝靜夜甚或霧所傷亦致筋骨走注并婦人血風疼痛並皆治之

虎骨酥炙　南乳香研　沒藥各一兩

木瓜　天麻　蓯蓉

牛膝上項四味各二兩用好酒浸十日取出焙乾爲用

右爲細末將元浸酒作糊和丸如梧桐子大每服三十丸至五十丸溫酒送下空心食前日進二三服

菊花散　治風冷邪氣入於腦停滯鼻間氣不得宣散結聚不通故使鼻塞也

甘菊花　防風　前胡各一兩

細辛　桂心各半兩　甘草炙二錢半

右件爲細末每服二錢入乳香少許煎荆芥湯調下食後

木香保命丹　治男子婦人體虛腠開中風牙齒噤口眼喎斜手足偏枯四肢拘攣屈伸不得麻痺不仁驚癇等病遍身瘙癢疼痛頭目昏暗風入腹內拘急切痛體如蟲行心神恍惚傷風瘴疫偏正頭疼風病諸般冷氣兼療男子婦人脾胃氣虛或傷冷物心腹大痛臟腑不調婦人產前產後中風病

壯熱體重頭疼旋運欲倒氣閉血澁房服不行此藥引血調養榮衛升降陰陽補益五臟好飲之人酒煎一服卽發風動氣之物不能爲患或中洒痰作昏倦力乏飲食減少一服見効常服細嚼溫酒茶清任下不計時候如中風加薄荷湯化下如不能嚥者灌之藥下立効若早晨一服除諸風永不患傷寒時氣壯熱壯元陽理筋骨腿膝之患化風痰快滯氣溫脾胃進飲食小兒急慢驚風薄荷湯下一皂子大如人纔覺痰涎畜滯手足惹麻體腳緩弱乃是中風之兆惹服此藥無不立愈之者

木香　白附子生用　官桂

杜仲去粗皮炒去絲　厚朴去皮生薑汁炒乾　藁本去鬚土

獨活　羌活生用去蘆頭　海桐皮生

白芷　甘菊花去土　牛膝去苗酒浸一日焙乾

白花蛇酒浸三日去皮骨焙乾秤　全蠍炒

威靈仙水浸去土　天麻別搗取末去土

當歸去蘆頭水浸去土乾秤　蔓荊子生去皮

虎骨酒浸焦黃去油或酥炙或用粗心　天南星漿水煮五七遍

大防風去蘆頭乾秤　山藥生用　甘草酥炙微黃

赤箭生用已上二十四味各一兩　麝香三錢真者別研

朱砂一兩半上好者

右件爲細末其藥分作十分將麝香一分拌匀煉蜜和丸如彈子大每服一丸細嚼酒下不計時候

烏蛇丸　療諸風疾無問久新半身不遂手足麻木精神不爽咽嗌不利及風虛頭痛目眩欲倒心忪健忘恍惚不寧心氣不得下通脾氣滯而不散筋脈拘急骨節煩疼並皆治之

獨活去蘆頭　防風去蘆頭　吳白芷

人參去蘆頭　桂心　藁本去土

麻黃節去根　芍藥　天麻去蘆頭各一兩

川烏頭去皮臍搗碎炒黃色　藿香葉去土

烏蛇酒浸去皮骨　全蠍微炒去毒　甘草炙黃

生犀鎊各半兩　川芎七錢　羌活去蘆頭

白殭蠶微炒　遠志去心　牛黃研

天南星牛膽製微炒各三錢　白附子四錢炮裂

龍腦研　朱砂各二錢為衣

右件為細末入研藥令勻煉蜜為丸每一兩作一十丸以朱砂為衣每服一丸煎荊芥湯化下或加至二丸茶酒亦得化下重身婦人不宜服之

御藥院方卷第一

癸巳新刊御藥院方卷第二

較勘無差

治傷寒門

桂苓丸 治冒暑大渴飲水過多伏冷心腹脹滿見食欲嘔頭眩小便赤少大便滑瀉

桂 赤茯苓去皮各五兩

右二味爲細末煉蜜爲丸每兩作一十九每服一丸細嚼白湯送下冷水化服亦得

敗毒散 治傷寒時氣頭痛項强壯熱惡寒身體煩痛及寒壅咳嗽鼻塞聲重風痰頭痛嘔噦寒熱並

皆治之

人參洗去蘆頭 茯苓剉去皮 甘草爁

前胡去苗洗秤 芎藭 羌活去苗洗

獨活去苗 桔梗 柴胡去苗

枳殼麩炒去穰秤各三十兩

右爲細末每服二分水一盞入生薑薄荷各少許同煎至七分去滓溫服不拘時候

小柴胡湯 治傷寒溫熱病身熱惡風頸項强急胸滿脇痛嘔噦煩渴寒熱往來身面皆黃小便不利大便秘硬或過經未解或潮熱不除及差後勞復

發熱頭痛婦人傷風頭痛煩熱經血適斷寒熱如瘧發作有時及產後傷風頭痛煩熱此藥並皆治之

柴胡去蘆頭秤半斤　半夏湯洗七次焙乾秤二兩半　黃芩

人參去蘆頭秤　甘草炙各三兩

右五味同爲粗末每服三大錢以水一盞半入生薑五片棗一个擘破同煎至七分濾去滓稍熱服不計時候小兒分作二服更量大小加減

五積散　調中順氣除風冷化痰飲治脾宿冷腹脇脹痛胸膈停痰嘔噦惡心或外感風寒內傷生冷

心腹痞悶頭目暗痛肩背拘急肢體怠惰寒熱往來飲食不進及婦人血氣不調心腹撮痛經候不調或閉不通並宜服之

蒼朮洗淨去皮二十四兩　桔梗去蘆頭十二兩　枳殼去瓤麩炒

陳橘皮去白　麻黃去根節已上各六兩　芍藥

白芷　當歸去蘆頭洗　甘草剉

桂去粗皮　半夏湯洗七次　茯苓去皮

川芎已上各三兩　厚朴去粗皮　乾薑已上各四兩

右除桂枳殼二味另爲粗末外一十三味同爲粗末慢火炒令色轉攤冷次入桂枳殼末令勻每

服三分水一盞半入生薑三片煎至一中盞去滓稍熱服如冷氣奔衝心脇臍腹脹滿刺痛反胃嘔吐泄利清穀及痃癖癥瘕膀胱小腸氣痛即入煨生薑三片鹽少許同煎如傷寒時疫頭痛體疼惡風發熱項背強痛入葱白三寸豉七粒同煎若偏覺惡寒或身不甚熱肢體拘急或手足厥冷即入炒茱萸七粒鹽少許同煎如寒熱不調咳嗽喘滿入棗煎服婦人難產入醋一合同煎服之並不拘時候

升麻葛根湯　治大人小兒時氣溫疫頭痛發熱肢

體煩疼及瘡疹已發未發疑貳之間並宜服之

升麻　葛根剉　甘草剉炙

芍藥各十兩

右同爲粗末每服三錢用水一盞半煎取一中盞去滓稍熱服不計時候日進二三服以病氣去身清凉爲度小兒量力服之

金沸草散　治風化痰除頭目昏痛頸項强急往來寒熱肢體煩疼胸膈滿悶痰涎不利咳嗽喘滿涕唾稠黏及治時行寒疫壯熱惡風

荊芥穗四兩　旋覆花去梗　前胡去蘆頭

麻黃去根節各二兩　甘草炙炒　赤芍藥

半夏洗七次用生薑汁浸各一兩

右件同爲粗末每服二錢水一盞半入生薑三片棗一个同煎至八分去滓溫服不拘時候有寒邪則汗出如風盛則解利

术附湯　治風濕相搏身體疼煩不能轉側不嘔不渴大便堅硬小便自利及風虛頭目眩重甚者不知食味

附子炮去皮臍細切一兩半　白术四兩　甘草剉炒二兩

右擣白术甘草爲粗末入附子令勻每服三錢水

一盞半入生薑五片棗一个擘破同煎至一盞
去滓溫服食前此藥煖肌補中助陽氣止自汗

防己黃耆湯　治風濕相搏客在皮膚一身盡重四
肢少力關節煩疼時自汗出灑淅惡風不欲去衣
及治風水客搏腳膝浮腫上輕下重不能屈伸

防己四兩　黃耆五兩　甘草二兩炙

白朮三兩

右同爲粗末每服三錢水一盞半入生薑三片棗
一个同煎至一盞去滓稍熱服不計時候服訖
蓋覆溫臥汗出差

水胡盧丸　生津液止煩渴利咽嗌

人參　乾葛　紫蘇葉各二錢

烏梅肉　木瓜　甘草炙各一錢

右爲細末煉蜜和丸每兩作三十丸每用一丸綿裹噙化嚥津不計時候或新水化服亦得

梅蘇丸　止渴生津液

烏梅肉　白梅肉　乾木瓜

紫蘇葉各一兩半　甘草半兩炙　白檀二錢

麝香一錢研

右爲末入麝香勻入乳糖淨入兩蜜一兩同煉和

爲劑每兩作二十丸每服一丸細嚼嚥津不拘
時候或新水化服亦得

沉香飲子　治飲冷過多短氣喘促心胸妨悶全可
思食

沉香半兩　紫蘇葉二兩　白茯苓一兩去皮
人參一兩去蘆頭

右四味㕮咀每服五錢水一盞半煎至一盞去滓
時時服

神解丸　治內外所傷骨節疼痛壯熱憎寒頭疼身
體拘急

朱砂研　硇砂研　黃蠟各等分

右鎔蠟和成劑旋丸如菉豆大每服一丸冷水送下如人行一二里地以熱葱醋粥投汗出解

六一散　治身熱嘔吐泄瀉腸澼下痢赤白治癃閉淋痛利小便偏主腸胃中積聚寒熱益精氣通九竅六府津液去留結消畜水止渴利中除煩熱心躁治腹脹痛補益五臟大養脾腎之氣理內傷陰痿安魂定魄補五勞七傷一切虛損主癇痓驚悸健忘止煩滿短氣藏傷咳嗽療飲食不下肌肉疼痛治口瘡牙齒疳蝕明耳目壯筋骨通血脈和氣

血消水穀保真元解百藥酒食邪毒耐勞役飢渴寒熱辟中外諸邪所傷久服强志輕身駐顏延壽及解中暑傷寒疫癘飢飽勞損憂愁思慮恚怒驚恐傳染并汗後遺熱勞復諸疾并解兩感傷寒能令偏身結滯宣通氣和而愈及婦人下乳催生并產後損液血衰陰虛熱甚一切熱證並宜服之兼不患妒發吹乳或已覺吹乳乳癰頻服即愈乃神驗之仙藥也桂有孕婦人不得服恐滑胎也

滑石六兩膩好者　甘草一兩微炒

右爲極細末每服三錢蜜少許溫水調下或無

亦得無時日三服或欲冷飲者新水調下亦得解利發汗煎葱白豆豉湯調下四錢併三四服以効爲度此藥是寒凉解散熱鬱設病甚不解多服無害但有益耳

生薑附子湯　治痰冷澼氣胸滿短氣嘔沫頭痛飲食不消化亦主卒風

附子炮製去皮臍細切

每服三錢水二大盞入生薑一十片煎至一盞去滓溫服空心食前

四君子湯　治煩熱躁渴

白茯苓去皮　人參去蘆頭　甘草微炙

白术各等分

右㕮咀每服三錢水一盞煎至七分去滓放溫服

不計時候

白术散　治諸病煩渴津液內耗不問陰陽服之止

渴生津液

白术　人參去蘆頭　茯苓去皮

甘草炙　藿香葉　木香各一兩

乾葛二兩

右為粗末每服三錢水一大盞煎至七分去滓溫

服不計時候

福壽二味散

乾薑生用　石决明各等分

右爲細末每用藥一錢用男兒津唾於左手心內

調稀稠得所不犯婦人手

桂漿

生蜜三斤　熟水一斗　赤茯苓去皮爲末三兩

大麥蘖末半兩　細麴末半斤　桂去粗皮爲細末三兩

杏人湯浸去皮一百箇生研如泥

右用前項藥蜜杏泥并水一處攪勻了和水共量

得三大紅盞入於磁罐子內或磁瓶內以油子封口上用數重紙蓋泥固濟入氷窨內三日方熟綿濾去滓水浸飲之

化水丹　消化水飲

牡蠣二兩燒　甘草炒二兩　蛤粉六兩

川烏頭四隻秤重一兩九錢炮去皮臍得淨一兩四錢六分

右爲細末醋浸蒸餅爲丸如梧桐子大每服十五丸不拘時候溫水下

屠蘇　大辟瘟疫氣令人不染溫病及治傷寒

大黃　小椒去子　桂去粗皮

桔梗各一兩半　白术一兩八錢　虎杖一兩一錢

川烏頭生去皮臍六錢

右件七味修製畢剉細一處和勻用絳袋子內盛於十二月晦日日中懸井中沉至泥正月朔日平明取出袋子放在酒中同煎數沸面向東戶飲之屠蘇之飲先從小飲至大自意飲之一人飲一家無病一家飲一里無病飲屠蘇三日後其滓還置井中能仍歲飲可世無病當家內外井中皆悉注大藥辟瘟疫氣

白虎湯　治傷寒大汗出後表證已解心胸大煩渴

欲飲水及吐或下後七八日邪毒不解熱結在裏表裏俱熱時時惡風大渴舌上乾燥而煩欲飲水數升者宜服之又治夏月中暑毒汗出惡寒身熱而渴

石膏洗二十五斤　知母一百五十兩　甘草爁七十五兩

右爲末每服三錢水一盞半入糯米三十餘粒煎至一盞濾去滓溫服小兒量力少少與之或加人參少許同煎亦得食後服此藥立夏後立秋前可服春時及立秋後并亡血虛家並不可服

桂苓甘露散　治飲水不消嘔吐瀉利流濕潤燥宣

通氣液水腫腹脹泄瀉不能止者兼治霍亂吐瀉下利赤白止煩渴解暑毒大有奇効兼利小水

白茯苓去皮　白朮　豬苓去皮

寒水石另研細　甘草炙　澤瀉各一兩

滑石別研二兩　桂去粗皮半兩

右件爲細末或煎或水調三二錢任意或入蜜少許亦得

荔枝膏

烏梅八兩　桂一十兩　乳糖二十六兩

生薑五兩取汁　麝香半錢　熟蜜一十四兩

右用水一㪷五升熬至一半濾去滓下乳糖再熬候糖鎔化開入薑汁再熬濾去滓俟少時入麝香用如常法服

牛黃七寶丹 治傷寒時疫熱毒暑病心胸痞塞或發黃發斑狂躁迷悶及久經取轉不較蘊毒滯積潮熱

牛黃研 龍腦研 麝香別研各半錢

朱砂研二錢半 白麪半兩 寒水石燒通赤二兩半

輕粉研半兩

右件同研勻滴水和作二十丸每服一丸澄清水

化下小兒化半丸不拘時候

桂沉漿

紫蘇葉 烏梅肉各一兩 沉香三錢

乳糖六兩

右件四味用水三椀熬至二椀濾去滓入桂漿一升半合和作漿飲之滲濕逐飲順氣止渴

桂苓白术丸 消痰逆止欬嗽散痞滿壅塞開堅結痛悶進飲食調和臟腑無問寒濕熱嘔吐瀉痢皆能開發以令遍身流濕潤燥氣液宣平而愈并解酒毒兼療肺痿勞嗽水腫腹脹泄瀉不能止者服

之利止爲度後以隨證調之

乾生薑 楝桂各一分 茯苓去皮

半夏各一兩 白朮 澤瀉

紅皮湯浸片去穰各半兩

右爲細末麵糊爲丸小豆大每服二三十丸生薑湯下日進三服病在膈上食後在下食前在中即不計時候或一法更加黄連半兩黄蘗二兩水丸取効愈妙

桂苓甘露散 消飲止渴去煩生津通利小便

桂去粗皮 茯苓去皮 白朮各半兩

甘草炒 澤瀉 寒水石
石膏各一兩 滑石二兩
右件爲極細末欲冷飲者新水調下不拘時候或
只以沸湯亦得

橙皮丸 調中順氣生津止渴

沉香 白术各半兩 木瓜乾者去皮
烏梅肉各一兩 橙皮去白焙乾五錢 白茯苓去皮
糖霜各二兩 乾生薑二錢半

右件搗羅爲細末用甘草膏子和成劑每兩作二
十五丸欲作渴水用水化開寒熱溫凉任意飲

之欲嚼化亦得

小柴胡加桂湯　治瘧疾先寒後熱兼治支結

柴胡八兩　人參　甘草炙

半夏洗七次切　黄芩　桂去粗皮各三兩

右剉如麻豆每服抄五錢匕水一盞半生薑七片棗二箇煎至八分去滓取六分清汁溫服日三夜二若渴者去半夏加人參栝樓根同煎服之

交解飲子　治瘧疾辟瘴氣神效

肉豆蔻　草豆蔻各二个各一个用水和白麵裹煨赤色去麵各一个生用

厚朴方二寸一半用生薑汁塗炙熟一半生用

甘草大者二寸一半炙熟一半生用

生薑二塊如棗各一塊用濕紙裹煨熟一塊生用

右件生熟各破剉碎同勻每服分一半用水一椀煎至一大盞去滓溫服空心

七棗散　治脾寒瘧疾

川烏頭大者一箇炮良久移一處再炮凡七次炮去皮臍

右爲細末都作一服用大棗七箇生薑十片葱白七寸水一椀同煎至一盞疾發前先食棗次溫服只一服差雖然烏頭性熱以七處炮熟散其熱性服之必効

柴胡栝樓根湯　治瘧疾往來寒熱煩渴引飲

柴胡去苗一兩三分　黄芩去黑心　人參去蘆頭

甘草炙剉各三分　栝樓根剉二兩

右五味擣篩爲麤末每服五錢水一盞半生薑五片棗二枚同煎至一盞去滓不計時候細細服

七珍散　治瘧後及傷寒中暑後宜服此調胃養氣進食此方溫平不熱服之十日外飲食倍常

人參去蘆頭　白朮　黄耆

山芋　白茯苓去皮　粟米微炒

甘草炙已上各半兩

右搗羅為細末每服二錢水一盞生薑二片棗一个同煎至七分去滓食前溫服

草果飲子　治寒熱往來煩渴頭痛或但寒但熱方

草果子仁四枚　人參去蘆頭半錢　半夏一十三枚中樣者沸湯浸洗七次　甘草炙半錢　大棗三枚

烏梅三枚去核　生薑三寸一塊

右件㕮咀用水一大椀同煎至一盞去滓五更時溫服

瓜蒂散　治太陽經頭痛寒熱方

瓜蒂十枚　川山甲鱗一片尾上焙焦

右爲細末每用一剜耳許右鼻內嗃大有神効

治瘧方　如合時具冠帶向神堂前旋看呪曰

弟子不爲自身爲五姓瘧病

白殭蠶一个直者切作七段用綿裹定撚爲丸用朱砂爲衣

右只作一服日未出面向東用左手揷寅文用桃柳枝煎湯送下

香蘇散　治四時瘟疫傷寒

香附子四兩慢火炒香去毛秤　陳橘皮二兩不去白　甘草一兩炙

香蘇葉四兩

右爲麤末每服三錢水一盞煎至七分去滓熱服

不拘時候日進三服

竹葉石膏湯　傷寒解後虛羸少氣氣逆欲吐

淡竹葉半把秤重六錢　石膏四兩杵碎　人參

甘草各半兩　麥門冬一兩半　半夏二分半洗

右剉如麻豆大每服抄五錢匕水一盞半入粳米百餘粒煮取八分米熟湯成去滓溫服

五苓散　治傷寒溫熱病表裏未解頭痛發熱口燥咽乾煩渴飲水或水入即吐或小便不利及汗出表解煩渴不止者宜服之又治霍亂吐利躁渴引飲

澤瀉剉二十五兩　豬苓去皮一十五兩　桂去粗皮一十兩

茯苓去皮二十五兩　白术去蘆頭一十五兩

右爲細末每服二錢熱湯調服不計時候服訖多飲熱湯有汗出即愈又治瘀熱在裏身發黃疸濃煎茵蔯湯調下食前服之疸病發渴及中暑引飲亦可用水調服

大順散　治冒暑伏熱引飲過多脾胃受濕水穀不分清濁相干陰陽氣逆霍亂嘔吐臟腑不調

甘草剉長一寸許三十斤　乾薑　杏仁去皮尖

桂去粗皮各四斤

右先將甘草用白沙炒及八分黃熟次入乾薑同炒令薑裂次入杏仁又同炒候杏仁不作聲爲度用篩隔淨後入桂一處擣羅爲散每服二錢水一中盞煎至七分去滓溫服如煩躁即冷服不計時候以沸湯點服亦得

香薷丸　治大人小兒傷暑伏熱躁渴瞀悶頭目昏眩胸膈煩滿嘔噦惡心口苦舌乾肢體倦怠不思飲食或發霍亂吐利轉筋並宜服之

香薷去土　紫蘇莖葉並用去粗梗　乾木瓜各一兩

丁香　白茯神去木　藿香葉去土

甘草炙剉　檀香剉已上各半兩

右爲細末煉蜜和丸每兩作三十丸每服一丸至二丸細嚼溫湯下或新汲水化下亦得小兒服半丸不計時候

薑术湯　溫和中外退除寒濕治陽虛裏寒外挾風冷頭痛惡風戰慄多汗風濕相搏身體疼痛腰背強直轉側不能又療食寒飲冷內傷脾胃嘔逆吐痰不思飲食

川薑炮　白术炒　茯苓各一兩

附子炮去皮臍　甘草炙各半兩

右爲麤末每服三錢水一盞半煎至八分去滓溫
熱服不計時候

豬苓湯　治脈浮煩渴不利小便不分

豬苓　澤瀉　滑石

赤茯苓　阿膠各等分

右爲麤末每服五錢水一盞半煎至八分去滓溫
服不拘時

丹砂丸　治痎寒溫瘴更作證候悉皆治之

丹砂研一分　常山搗末三分

右件二味研勻煉蜜爲丸如梧桐子大先一日一

更時服三九溫米飲送下更作日平旦時服三
九溫米飲送下

茯苓桂枝白术甘草湯　治心下逆滿氣上衝胸時
發煩渴

白茯苓四兩去皮　甘草炮　白术各二兩
官桂三兩去粗皮

右㕮咀每服五分水一大盞煎至七錢去滓溫服
不拘時候

增損白术散　生津止渴順氣下痰

白术　葛根　茯苓去皮

藿香葉　人參　木香各一兩

陳皮二兩　乾生薑一錢

右爲麤末每服五錢水一大盞半煎至七分去滓溫服不計時候或凉服亦得

百解丸　解內外傷頭痛壯熱增寒腹脹喘麤

辰砂研半兩　硇砂研一分　巴豆去皮心膜出油一錢

黃蠟半兩

右除黃蠟外同研令勻入前黃蠟溶開和成劑丸如菉豆大每服二丸新水送下後少時用熱粥投之汗出立愈

御藥院方卷第二

癸巳新刊御藥院方卷第三

較勘無差

治一切氣門上

平胃散　治脾胃不和不思飲食心腹脇肋脹滿刺痛口苦無味胸滿短氣嘔噦惡心噫氣吞酸面色萎黃肌體瘦弱怠墮嗜臥體重節痛常多自利或發霍亂及五噎八痞膈氣反胃並宜服之

厚朴去麤皮薑汁炒香三斤二兩　蒼朮去粗皮米泔浸一宿五斤

陳皮去白三斤二兩　甘草剉炒二十兩　人參

茯苓各二十兩

右爲細末每服二錢以水一盞入生薑二片乾棗一个同煎至七分去薑棗稍熱服空心食前入鹽一捻沸湯點服亦得常服調氣煖胃化宿食消痰飲辟風寒冷濕四時非節之氣或以棗肉爲丸小豆大每服五十丸溫生薑湯送下空心食前服

思食丸 生津大進飲食

烏梅肉 大麥蘗 神麴碎炒各一兩

乾木瓜 桂去粗皮 茯苓去皮

人參去蘆頭各半兩 乾生薑二錢 甘草炙三錢

右爲細末煉蜜和丸每兩作一十丸每服一丸細嚼白湯下不以時候日進三服或作小丸如梧桐子大每服一丸亦可

木香三稜丸 治胸膈痞悶心腹脹滿脇肋疼痛寬中順氣化痰消食

木香一兩 三稜炮二兩 蓬莪朮炮二兩

大麥蘖炒四兩 神麴炒二兩 白朮四兩

陳皮去白二兩 乾薑炮二兩 黑牽牛微炒六兩

一方用牽牛頭末 取六兩

右爲細末生薑汁麵糊和丸如梧桐子大每服三

五十丸食后生薑湯下

助氣丸　治諸膈氣三焦痞塞升降陰陽錮去寒濕胸膈滿悶背膂引痛心腹膨脹諸虛動氣久而不散蘊結成積痃癖氣塊飲食不下嘔吐痰逆噫氣吞酸氣短煩悶並皆治之常服去停飲和脾胃進飲食寬中順氣消積滯

京三稜炮　蓬莪朮炮各二斤　白朮

青皮去白　陳皮去白各十五兩　檳榔

枳殼去穰麩炒　木香各十兩

右件八味同爲末水煮麵糊爲丸如梧桐子大每

服五十丸溫熟水下不拘時候

玄胡丸　解化傷滯內消飲食治吐利腹脹心腹刺痛癥瘕結氣蟲煩不安調順三焦安和脾胃

玄胡　當歸　青皮去白

雄黃飛　蓬莪茂紙煨　檳榔

木香各四兩　荆三稜六兩

右爲細末入雄黃勻水麪糊爲丸如梧桐子大每服三十丸生薑湯下不拘時候

木瓜湯　調氣利膈消痰止嗽治胸膈煩悶口乾多渴治脚氣

木瓜一斤切作片去皮子　鹽白好者　甘草

生薑切作片各四兩

右一處拌勻磁盒器內淹一宿焙乾搗羅為細末

每服一分沸湯點服不拘時候

思食調中丸　治脾胃久弱三焦不調胸膈痞悶肢

體倦怠嘔逆惡心飲食進退氣道不勻

神麴炒　麥蘖炒　半夏麴

陳皮去白　烏藥各一兩　檳榔

人參各三分　木香　沉香各半兩

白朮一兩半

右爲細末蜜調白麵糊爲丸如梧桐子大每服三十丸食前溫米飲下

治中湯　治脾胃傷冷物胸膈不快腹病氣不和

青皮去白　陳皮去白　甘草炙

人參去蘆頭　白术　乾薑炮各等分

右爲麤末每服三分水一盞同煎至七分去滓溫服食前

沉香降氣丸　治胸膈痞悶氣不升降飲食減少肢體怠墮嘔噦惡心臍腹疼痛常服和脾胃進飲食利胸膈

沉香一兩半　香附子去毛五兩　蓬莪茂炒剉

木香各二兩　甘草輕炒七兩　豆粉輕炒九兩

薑黃洗淨焙八兩半

右爲細末水浸蒸餅爲丸如櫻桃大𣖾以本末爲衣每服三二丸至五丸細嚼生薑湯下溫水亦可不以時候

三脘痞氣丸　治三焦痞滯氣不升降水飲停積不得流行脇下虛滿或時刺痛並宜服之

木香　白豆蔻去皮　青皮去白

陳皮去白　荊三稜炮各一兩　大腹子三分

半夏湯洗七次二兩　縮砂仁　檳榔

沉香各半兩

右為細末水麵糊和丸如梧桐子大每服三十丸漸加至五六十丸陳皮湯下食後

丁香和胃丸　治脾胃不和中脘氣痞胸膈停痰嘔吐惡心脇肋刺痛飲食無味肢體倦怠常服溫中和胃止嘔進食

丁香　木香　沉香各半兩

藿香葉　白茯苓去皮　白豆蔻人

陳皮去白　白朮　人參已上各一兩

半夏（薑製三兩）

右件同爲細末生薑汁麵糊和丸如梧桐子大每服三十丸至五十丸煎生薑湯下不拘時候

養胃進食丸　治脾胃虛弱心腹脹滿面色萎黃肌肉消瘦怠墮嗜卧全不思食常服滋養脾胃進美飲食消痰導氣去風寒暑濕冷邪氣

人參（去蘆頭）　甘草（剉各一兩）　白术

白茯苓（去皮各二兩）　厚朴（三兩去粗皮生薑製炒）

陳皮（去白一兩半）　神麴（炒二兩半）

大麥蘗（炒黃一兩半）　蒼术（五兩去粗皮泔浸）

右爲細末水麪糊和丸如梧桐子大每服三十丸至五十丸食前用溫生薑湯下或粥湯下亦得

調胃散　療陰陽氣不和三焦痞格五勞七傷山嵐瘴氣八般瘧疾四時傷寒頭目肢節疼痛心腹脹滿嘔吐惡心痰涎咳嗽手足虛腫五種膈氣噎塞寒熱水瀉諸痢婦人胎前產後蓐勞脾胃不和飲食減少並皆主之

藿香　甘草炙　陳皮去白

半夏麯每一兩用生薑三兩半　厚朴每一兩用薑拌製

右五味各二兩同爲細末每服二分水一盞入生

薑二片同煎至七分和滓溫服不拘時候

白豆蔻散 治脾胃氣弱不進飲食

白豆蔻人 厚朴薑製 白朮

沉香 陳皮去白 甘草炙各等分

右爲細末每服二錢水一盞入鹽少許同煎至七分和滓熱服食前

杜翰林枳實丸 疎導老人及虛家風氣痰實腹肋有妨諸飲癖積

枳實麩炒 赤茯苓 人參

檳榔各一兩 白朮半兩 黑牽牛八兩

右爲細末稀麵糊爲丸如梧桐子大每服食後以

橘皮湯下十五丸至二十丸漸加如要不動時

臨卧熟水下五丸至十丸别一方加木香半兩

逍遥丸　治膈實氣痞痰實喘促

半夏湯洗七次焙三兩　枳實麩炒　檳榔

赤茯苓去皮各一兩

右爲細末生薑汁糊爲丸如豌豆大每服二三十

丸食後温生薑湯下

通膈丸　治胸中氣痞不通水飲停滯

檳榔三兩　枳實麩炒四兩

右爲細末煉蜜爲丸如梧桐子大每服三十丸至五十丸生薑湯下溫水亦得食後

赤茯苓丸　治痰飲氣痞

赤茯苓去皮　檳榔　枳實麩炒去穰

白术　半夏麴各等分

右爲細末生薑汁麵糊爲丸如梧桐子大每服五十丸溫生薑湯下或風眩頭痛則荆芥湯下食後

香橘湯　療一切氣不快之病服藥不下者

白术　枳實生用　香附子大者去鬚

陳皮（去白各四兩） 甘草（炙三兩）

右爲細末每服二錢入鹽少許沸湯點或用生薑棗煎尤妙如傷風用葱白二寸生薑五片棗二枚水一盞煎至七分溫服不拘時候

陳橘皮湯 治胸痺連心氣閉喉中塞不通

陳橘皮（去白） 桂（去麤皮各二錢半） 赤茯苓（去黑皮）

枳殼（麩炒去穰） 栝樓實（去皮各半兩） 甘草（炙一兩）

右爲麤末每服五錢匕水二盞煎取一盞去滓空心溫熱服日午臨臥各一服

調胃丸 療陰陽氣不和三焦痞隔五勞七傷山嵐

瘴氣八般瘧疾心腹脹滿嘔吐惡心痰涎咳嗽手足虛腫五種膈氣噎塞寒熱水瀉諸痢脾胃不和飲食減少並皆治之

藿香　陳皮去白　甘草炙

半夏麴　厚朴薑製各二兩

右爲細末生薑麵糊和丸如梧桐子大每服五十丸食前生薑湯下

木香調中丸　治因飲食不調腸胃致傷心腹疼痛兩脇脹悶臟腑泄瀉米谷不化腹中雷鳴不思飲食或下膿血或便赤水並宜服之

木香　青皮去白　陳皮去白

檳榔　肉豆蔻麵裹煨熟去　京三稜炮剉

訶子皮　草豆蔻人各一兩

右件爲細末水麵糊和丸如梧桐子大每服六十丸食前熱米飲送下

枳實理中丸　治中脘痞滯氣不宣通積寒停飲食入不化

人參　乾薑炮　枳實麩炒

白术　甘草炙　白茯苓去皮各一兩

右爲細末煉蜜和丸每兩分作四丸每服一丸水

一盞同煎至八分去滓熱服不計時候

來復丹　破痞開結分正陰陽治中滿不受攻擊下虛不任峻補並宜服

硫黃（細研甘草水酒令潤）　消石（細研用厚朴水酒令潤）

右二味相和拌令勻同淹少時於文武火上炒令二味氤氳相結取出

五靈脂　玄精石　青皮（去白）

陳皮（去白各一兩）

右為細末生薑汁麵糊和丸如梧桐子大每服三十丸食前生薑湯下

理氣丸　治胷中噎塞氣澁不通酒食所傷常服消導滯氣

枳殼麸炒去穰　蓬莪朮各半兩　半夏洗七次

薑黃　甘松去土各二錢　陳皮去白

大麥蘖炒各七錢半

右為細末水麵糊和丸如梧桐子大每服五十丸煎陳皮湯下食後

沉香餅子　治食飲停積胸膈痞滿腹脇疼痛嘔吐不止

京三稜　蓬莪朮　青皮

陳皮　紅豆　訶子煨

縮砂人　半夏　芫花醋炒

乾薑　檳榔　薑黃

巴豆和皮　益智去皮爲粗末熳火炒令褐紫色

桂去皮　木香　藿香葉

沉香　硇砂另研細已上各等分

右件一十九味同爲細末打白麵糊和丸如小豆大捏作餅子每服七餅子至十餅子更量虛實加減溫生薑湯下食後服

木香順氣丸　治停飲遲化中氣不和

京三稜炮　石三稜　鷄爪三稜

檳榔　木香　陳橘皮去白

半夏生薑製　人參去蘆頭　白茯苓去皮

蘿蔔子微炒已上各一兩　白豆蔻人

縮砂人各半兩　黑牽牛微炒頭末五兩

右件爲細末生薑汁麵糊和丸如梧桐子大每服

四十丸加至五十丸食後溫生薑湯下

順氣寬中丸　治陰陽不和三焦痞膈氣行澁滯中

滿不快咽噎悶恚氣奔急肢體煩倦可欲飲食常

服宣通氣血

枳實麵炒　檳榔　京三稜煨

蓬莪朮煨　大麥蘖炒　人參去蘆頭

桑白皮去粗皮剉炒各一兩　甘草炙七錢

右件同爲細末每服二分入鹽末少許生薑二片

沸湯點服不拘時候

小沉香丸　和中順氣嗜食消痰又治飲酒後乾嘔

痰涎氣噎痞悶宜服之

沉香六錢　香附子去毛炮一兩八錢　甘草炙一兩四錢

舶上丁香皮二兩四錢　縮砂仁四錢

益智人微炒一兩二錢　甘松去土三兩六錢

蓬莪术（煨二錢）

右爲細末湯浸蒸餅爲丸如梧桐子大每服三十丸至四十丸食後溫生薑湯下或嚼破更妙

分氣丸　治胸膈氣痞痰實不化宜服之

木香　青皮（去白）　陳皮（去白）

白豆蔻人　縮砂仁　京三稜（炮切）

蓬莪术（炮切）　蓽澄茄　蘿蔔子

枳實（麩炒各一兩）　黑牽牛（炒二兩）

右件一十一味爲細末麪糊爲丸如梧桐子大每服五十丸生薑湯送下食後

神保丸　治心膈痛腹痛血痛腎氣脇下痛大便不通氣噎宿食不消並皆治之

木香　胡椒二錢半　巴豆十个去皮心膜研

乾蠍七枚

右件四味爲末湯浸蒸餅丸如麻子大硃砂爲衣用二錢每服三丸心膈痛柿蔕燈心湯下腹痛柿蔕煨薑煎湯下血痛炒薑醋湯下腎氣脇下痛茴香酒下大便不通蜜湯調檳榔下氣噎木香湯下宿食不消茶酒漿飲任下

和中益氣丸　治脾胃不和氣不升降嘔吐減食口

苦吞酸胸滿短氣肢體怠墮面色萎黃中焦虛痞不任攻擊藏氣久寒不受峻補又療心胸愊愊如滿五飲停滯不散常服和中益氣進美飲食或人便不通尤宜服之

木香　丁香各半兩　肉豆蔻

茴香微炒香　京三稜炮剉　桂去麤皮

白豆蔻人　人參去蘆頭各一兩　縮砂人二兩

青皮去白　陳皮去白各四兩

右爲細末白麵糊和丸如梧桐子大每服六十丸至七十丸食後溫生薑湯送下

小橘皮丸　調中順氣寬膈進食治心腹痞悶腹脇脹滿飲食遲化嘔噦惡心口苦無味肢體煩倦傳導不調或秘或泄

橘皮去白半斤　木香　縮砂人

檳榔各二兩　青皮去白四兩　半夏六兩湯洗七次

右爲細末生薑汁麪糊和丸如梧桐子大每服六七十丸食後溫生薑湯送下

導滯丸　治心腹痞滿脇肋刺痛嘔吐痰水不思飲食常服和中順氣消穀嗜食逐飲滲濕

黑牽牛微炒取頭末四兩　檳榔半兩

青皮去白二兩 木香二錢半 胡椒半兩

三稜一兩半 丁香皮一兩

右爲細末入牽牛頭末令勻薄麵糊爲丸如小豆大每服三十丸至五十丸食後生薑湯下

三和丸 治三焦不和氣不升降心胸痞悶脇肋疼痛因傷冷物傳化失常

枳實麩炒 檳榔 半夏湯洗各二兩

木香 青皮去白 陳皮去瓤

赤茯苓去皮 丁香皮 蘿蔔子炒

白朮各一兩半 京三稜四兩 蓬莪朮三兩

白豆蔻人　沉香　桂去粗皮

藿香各一兩　黑牽牛一斤微炒搗細頭末取半斤

右爲細末酒麵糊爲丸如梧桐子大每服三十丸至五十丸食後生薑湯下

調中丸　治脾胃不和内挾濕熱煩燥發渴不思飲食頭目昏眩小便不清胸膈悶痞脇肋䐜脹

赤茯苓去皮　白术　陳皮去穰

桔梗　豬苓去皮　澤瀉

黄芩　大黄　桂去粗皮各一兩

枳殼麩炒去穰　葛根　木通各一兩半

半夏湯洗 滑石各一兩 黑牽牛生用六兩

右爲細末水煮薄麵糊爲丸如梧桐子大每服三五十丸不拘時候溫水送下

枳殼丸 治中焦氣澁胸膈痞悶飲食遲化四肢困倦嘔噦惡心常服升降滯氣消食化宿痰逐飲進美飲食每服五十丸溫生薑湯送下食後

京三稜炮 蓬莪茂炮各二兩二錢 白朮

青皮去白 陳皮去白 白茯苓去皮各一兩半

檳榔 木香 枳殼麩炒去穰

半夏湯洗七次各一兩 黑牽牛三兩炒

右件爲細末水麵糊爲丸如梧桐子大

橘皮枳殼湯　治胸膈氣痞短氣噎悶不得升降

枳殼麩炒去穰　半夏不製各二兩　陳皮不去白三兩

人參一兩

右各剉碎每藥一兩用泉水一升生薑片子十餘片同煎至八分一盞去滓稍溫服如大便澁入白蜜少許食後大劑如上喘用東流河水更妙

此是半夏湯古語右四味用泉水五大升入白沙蜜四兩調勻用杓揚藥水二百四十遍煮取一大升去滓分作三服一日嘗服盡食後服之

氣寶丸　治一切滯氣腹中積聚心胸痞滿脹悶喘急及風邪久滯痰涎咳嗽酒食有傷脾胃滯氣膀胱寒氣攻注體背腰脊痛重不可俛仰大行順一切滯氣爲氣藥之寶因名氣寶

舶上茴香揀淨銀石器內用紙隔炒香二兩　陳皮湯去白焙一兩

大檳榔一兩　木香一分四味同研羅爲末　黑牽牛四兩揀淨用吳茱萸二兩慢火同炒茱萸焦只取牽牛子一向拌取末二兩

右件藥末同共拌勻煉蜜和劑爲丸如梧桐子大每服十丸至十五丸米飲或木香湯下有痰即用檳榔末半分水半盞煎數沸放溫下藥欲微

疎利加至三十丸至四十丸看虛實稍空腹服之

法製生薑散　治飲酒過多或生冷停滯嘔逆惡心不欲飲食

生薑十兩切作片用青鹽摻過再白麪拌浥焙乾用之　桂去粗皮

青皮去白　陳皮去穰　半夏生薑製

白术各一兩　丁香　木香

蓽澄茄各二兩半　縮砂人　白豆蔻人

白茯苓各一兩半　甘草炙　葛根各半兩

右件爲細末每服一二分不拘時候溫酒調下

丁皮丸　行滯氣利胸膈進飲食

丁香皮　陳橘皮去白　京三稜煨切

檳榔各一兩　青木香一分　麝香別研二兩

蓬莪茂煨切半兩

右件擣羅爲麤末微炒再擣爲細末水煮麵糊和丸如菉豆大每服七丸至十九不計時候溫生薑湯送下胸膈滿悶用橘皮湯嚼破十丸下七丸或加至六十丸至八十九如胸中滿悶用橘皮湯嚼破二十九下五十九不計時候

荊蓬煎丸　破痰癖消癥塊及冷熱積聚胃膈疾悶

通利三焦升降陰陽順一切氣消化宿穀

荆三稜（二兩剉酒浸冬三日夏一日）　蓬莪茂（二兩剉醋浸冬三日夏一日上二味用去皮巴豆二十片同於銀石器内文武火炒令乾黃色爲度揀去巴豆不用）

木香　枳殼（麩炒去穰）　青皮（湯浸去白）

川茴香（微炒）　檳榔（剉巳上各一兩）

右件藥七味修製畢擣羅爲細末水煮麵糊和丸如豌豆大每服三十丸溫生薑湯下食後

商殼丸　治胸膈痞滯氣不宣暢破痰逐飲

商枳殼（麩炒去穰二兩）　大皂角（去皮子酥炙黃色二兩）

青皮（去白）　半夏（湯洗七返）　檳榔

木香各半兩

右件擣羅爲細末生薑汁作薄麵糊和丸如豌豆大每服四五十丸食後溫生薑湯送下

逐氣丸　治脾胃停飲攻注腹脇痞滯疼痛或停痰飲留漬胸膈痞悶不快或欬或喘幷水氣流注四肢浮腫及大腹滿

沉香二錢　破故紙微炒　檳榔各半兩

郁李人二十五枚　黑牽牛四兩一半生一半熟用

大皂角一十鋌水浸挼授盡濾去滓慢火熬成膏臨膏將欲成更下生蜜一匙熬如稀餳相似是膏也

右將前五味爲細末用皂角膏和丸如梧桐子大每服十五丸至二十丸生薑湯下食後如欲瀉利臨時觀虛實加減服之若治腫滿及腹脹用葱白湯送下

木香塌氣丸　治胸膈氣痞痰實不化

木香　青皮　陳皮

白豆蔻仁　縮砂仁　荆三稜炮

蓬莪茂炮　蓽澄茄　蘿蔔子

枳實麩炒已上各一兩　威靈仙去土三兩

右爲細末水麵糊爲丸如梧桐子大每服五十丸

食後生薑湯送下

沉香散　治氣澁不通利飲食不得息者

沉香　木通　白牽牛微炒

青皮去白　枳殼麩炒去穰各一兩

右爲麤末每服五錢水一盞半入生薑五片同煎至七分去滓稍熱服食後

七氣湯　治虛冷上氣及寒氣熱氣怒氣恚氣喜氣憂氣愁氣內結積聚堅牢如杯心腹絞痛不能飲食時發時止此藥主之

半夏湯洗七次切作片子焙乾五兩　人參去蘆頭一兩

桂去麤皮一兩　甘草炙剉一兩

右爲麤末入半夏合勻每服三錢以水一大盞入生薑三片煎至七分去滓稍熱服食前

木香三稜丸　治脾胃氣弱則所食之物不能腐熟又與新穀相兼宿滯腹內噫氣生熟腹脹膨悶脇肋刺痛此藥寬利胸膈消化宿食

木香　桂去粗皮　青皮去白

陳皮去白各半兩　京三稜煨　莪煨各三分

大麥蘖炒　檳榔各一兩

右爲細末麵糊和丸如梧桐子大每服三五十丸

食後生薑湯下

鷄舌香丸　治傷冷腹脹痞悶疼痛嘔逆痰水

黑牽牛炒取頭末四兩　京三稜炮一兩半

丁皮　檳榔　木香各一兩

青皮二兩　胡椒半兩

右爲細末水煮麵糊爲丸如梧桐子大每服三十

丸食後生薑湯下

小分氣丸　消滯氣利胸膈止心疼化酒食治毒腹

膨脹滿

荆三稜醋浸一宿切作片焙乾用　牽牛微炒

大戟各三兩細剉炒　芫花以醋炒

甘遂各二兩碎炒黃色　官桂去皮一兩

右同杵爲末以醋煮麵糊爲丸如菉豆大每服十丸煎陳橘皮湯下不嚼破如大瘕腹脹膨滿氣滯如惡行動漸加丸數日進三服以微利爲度

感應丸　治久積滯氣胸膈痞悶噫氣吞酸嘔逆惡心脇肋脹滿心腹痞痛水穀不消便利膿血痃癖氣塊發作有時內傷脾胃停飲不散飲食無味並皆治之

木香去蘆頭　揀丁香各一兩半　肉豆蔻二十

乾薑一兩炮製　巴豆七十个去皮膜心研細出盡油如粉

百草霜細研二兩　杏人揀肥者去雙仁一百四十个去尖湯洗一宿去皮研極爛如膏

右七味除巴豆粉百草霜杏人三味外四味擣爲末與前三味同拌研令細用好蠟匱和光將蠟六兩溶化作汁以一重綿濾去滓更以好酒一升於銀石器內煮蠟溶滚數沸傾出候冷其蠟自浮於上取蠟稱用丸春夏修合用清油一兩於銚內熬令沫散香熟次下酒煮蠟四兩同化作汁就鍋內乘熱拌和如前項藥末秋冬合清

油一兩半同煎煮熬作汁和匱藥末以劑分作小錠子以油單子裹之每服旋丸如菉豆大五七丸食後溫水下量臟腑虛實加減服之每兩作五錠

蓬莪茂丹 治久患癖瘕積聚心腹痞悶飲食減少四肢困倦欲成勞瘵

蓬莪茂 京三稜 木香

白芍藥 鱉甲各半兩 白朮

人參各一兩 當歸二錢半

右件同為細末用浸蒸餅為丸如豌豆大每服三

十丸食後溫粥飲下常服調和榮衛美進飲食

消積聚長肌肉

降氣檳榔丸　調順三焦升降陰陽美進飲食潤腸

去燥

檳榔二兩　杏人一兩湯浸去皮尖麩炒

右爲細末煉蜜丸如桐子大每服五十丸食後溫

生薑湯送下

集香丸　消積磨塊去痰療癖治一切積滯不拘老

弱虛損者得皆服餌

附子二个各重五錢半以上者須得正坐好者炮裂去皮臍剜作瓮兒

硇砂半兩水化開盞內焙乾　木香七錢半

蓽撥一兩直者　破故紙一兩炒

右將飛過硇砂末分在附子甕內却用剜出附子末蓋口用和成白麵裹約半指厚慢火內燒勻黃色去麵爲末却將元裹附子麵再爲細末醋調糊爲丸如菉豆大每服十五丸至二十丸食後生薑湯下

木香三稜丸　治宿食不消心腹痞悶噫氣吞酸破痰癖消積塊順氣進食

木香半兩　丁香一分　京三稜一兩酒浸一宿

蓬莪茂醋浸一宿　枳殻去穰　青皮去白剉

川楝子剉　茴香各一兩

巴豆二十个去皮同前六味炒黄色不用巴豆　朱砂半兩研

右件八味同爲細末醋煮麵糊爲丸如菉豆大朱砂爲衣每服十五丸至二十丸生薑湯下食後

木香分氣丸　善治脾胃不和心腹脹滿兩脇膨脹胸膈注悶痰嗽喘息醋心乾嘔咽喉不利飲食不化並皆治之大有效

木香　檳榔　青皮湯浸去白

陳皮湯浸去白穰　薑黄　玄胡

荊三稜濕紙裹炮香為度搥碎　蓬莪茂炮製

乾生薑　當歸切炒　白术

赤茯苓去皮　肉豆蔻已上各等分

右件一十三味為細末白麪糊為丸如小豆大每服三四十丸食後生薑湯送下日進三服忌馬齒生茄子秋冬加丁香為妙

酒癥丸　善療男子婦人一切酒食所傷日久成積心腹脹滿不思飲食四肢無力時發寒熱涎痰咳嗽兩脇刺痛及肚裏疼每服兩丸食後細嚼燒生薑溫酒送下傷食後溫水下心氣痛醋湯下若取

轉使物鬱破兩丸臨卧冷水送下量虛實加減丸
數常服食後一丸用茶酒任下有孕婦人不可服
寒食麵半斤　神麴三兩　雄黄二錢
巴豆五十个去皮心膜不去油
右同爲細末滴水爲丸如梧桐大窨乾用穀糠同
藥丸一處炒令糠焦爲度每服二三丸茶酒任
下不拘時候
檳榔枳殼丸　寬中利膈行滯氣消飲食治胸膈噎
塞腹脇脹滿心下痞痛大小便不利及一切氣滯
不匀

檳榔　木香各四錢　丁香皮

厚朴薑製　青皮　陳皮

當歸　玄胡　枳殼

荆三稜　蓬莪茂　雷丸已上各半兩

蘿蔔子炒一兩　牽牛二兩

右爲細末醋麵糊和丸如梧桐子大每服五六十丸食後生薑湯下

人參湯　治諸氣咽塞憂結不散

人參　赤茯苓去黑皮　白朮

桂去粗皮　京三稜炮剉　甘草炙剉

枳殼去瓤麩炒　訶棃勒皮炒

陳橘皮湯浸去白皮焙　檳榔剉各一兩

木香　草豆蔻去皮各半兩

右一十二味麤搗篩每服五錢水一盞煎至七分去滓溫服食後

通膈散　治胸中氣痞不通水飲停滯

檳榔二兩　枳實麩炒四兩

右爲細末每服二錢食後濃煎生薑湯調下

寬膈丸　療氣不升降胸膈痞結

木香　京三稜煨　青橘皮去白各半兩

半夏二兩湯洗七次　大腹子二錢半

右爲細末生薑汁麵糊爲丸如梧桐子大每服七十丸食後生薑湯下

法製陳皮　消食化氣寬胸利膈每服不以多少細嚼咽津無時

陳皮半斤去穰淨四兩切作條子　茴香二兩

青鹽四兩　甘草二兩炙　乾生薑半兩

烏梅肉半兩　白檀二錢半

右件除陳皮外並爲細末用水一大椀藥末三兩同陳皮一處慢火煮後陳皮極軟控乾少時別

用乾藥末拌勻焙乾

育氣湯 通流百脈調暢脾元補中脘益氣海思進飲食大益臟虛疼痛祛陰寒止腸鳴

白术 丁香 人參

木香 白茯苓 藿香

縮砂人 肉豆蔻 蓽澄茄

甘草炙各半兩 乾山藥一兩 陳皮去白

青皮去白各一分

右為細末每服一二錢木瓜湯點服空心鹽湯點亦得

溫中降氣丸　治脾胃不和不思飲食心腹滿悶腹脇刺痛嘔吐痰水噫醋吞酸飲食遲化或逆氣上衝或中滿虚痞胸膈不利常服消痞快氣進美飲食

京三稜煨　蓬莪茂　青皮去白

陳皮去穰　乾薑炮　良薑剉

吳茱萸湯洗　木香已上各一兩

右為細末水煮麵糊和丸如梧桐子大每服六七十丸食後生薑湯送下

寬中丸　治氣不升降痰涎鬱塞飲食不化

檳榔麪裹煨熟　木香二兩　半夏二兩生薑製

陳橘皮　青橘皮各半兩　京三稜七錢半

牽牛四兩微炒取頭末二兩

右件爲細末水煮麪糊爲丸如梧桐子大每服五十丸食後生薑湯下

調中丸　剖判清濁升降水土流濕潤燥消飲除痰

赤茯苓　白术　桔梗剉碎

澤瀉　陳皮去白　乾葛各一兩

滑石　枳殼麩炒去穰　半夏湯洗七次焙各一兩半

豬苓去皮　黄芩　木通各二分

黑牽牛一兩半 乾生薑三錢

右爲細末白麵糊和丸如梧桐子大每服五十丸

生薑湯送下食後服

均氣散 治三焦澁滯氣不宣通

木香 桔梗剉炒 廣茂

木通各半兩 枳殼麩炒去穰 青皮去白各一錢半

京三稜炮剉 甘草炙各一兩

右爲細末每服三錢水一盞生薑三片同煎至七

分去滓食前溫服

十全丸 治心腹痞悶脇肋脹滿食少多傷

檳榔　枳殼麩炒去穰　青皮
陳皮去白　京三稜　莪炮
縮砂人各二兩　丁香一兩　木香一兩
香附子炒四兩
右為細末麵糊和丸如梧桐子大每服五十丸溫
粥飲送下空心食前服
無礙丸　治脾胃受濕橫流四肢手足皆腫
連皮大腹子一兩　京三稜二兩濕紙裹火煨熟剉
蓬莪茂二兩炮剉　檳榔半兩　木香一兩
右為細末炒麥蘖麵糊和丸如梧桐子大每服五

十丸溫生薑湯下食後

尅效聖餅子　治積痰停飲留滯不散胃中噎悶脇肋刺痛噫醋吞酸不嗜飲食及宿有沉積攻衝膈脘痞悶並宜服之

安息香研　南乳香研　丁香

木香　川薑炮裂　石三稜剉各半兩

高良薑　荊三稜炮剉　蓬莪茂炮剉

粉霜研各一兩　乾漆一兩杵碎炒令煙盡　硇砂半兩水飛

右件藥一十二味除研藥外擣羅為細末和匀用石腦油溫就和丸如菉豆大捻作餅子每服五

餅至七餅食後溫熟水送下

沉香大腹皮散　治脚氣腫滿沉重疼痛筋脈不利此證皆由濕氣鬱滯經絡所致服之宣通經絡使上下無礙血氣和平腿脚輕利爲效

連皮大腹子三兩　沉香剉　檳榔剉

桑白皮剉微炒　烏藥剉　荆芥穗

陳皮洗去瓤焙乾秤　茴香炒　白茯苓去皮

木通剉　紫蘇子微炒　紫蘇葉

甘草炒各一兩　乾木瓜二兩半去瓤　枳殼麩炒去瓤秤一兩半

右件一十五味爲麤末每服五錢水一盞生薑五

片蘿葍五大片同煎至七分去滓溫服食前日進二服十日之後一日進一服病愈即止如無蘿葍用蘿葍子一分微炒擣碎同煎代之如覺大便乾燥即服加減神功丸

木香檳榔丸　疎導三焦寬利胸膈破痰逐飲快氣消食通潤大腸

木香　檳榔　枳殼麩炒

杏人去皮尖麩炒　青皮去白各一兩　半夏麴

皂角去皮酥炙　郁李人去皮各二兩

右爲細末別用皂角四兩用漿水一椀搓揉熬膏

更入熟蜜少許和丸如梧桐子大每服五十丸食後溫生薑湯下

木香枳實丸 治濕飲停積胸膈痞悶消痰快氣宿食遲化

木香　枳實麩炒　乾生薑各一兩

白术　澤瀉　縮砂仁

檳榔　青皮去白　赤茯苓去皮

半夏湯洗七次各三兩

右爲細末水煮麵糊爲丸梧桐子大每服七八十丸溫生薑湯下

鐵甕申先生交感丹　俞居易侍郎傳世人中年精耗神農常言百事心灰蓋緣心血少而火不能下降於腎腎氣憊而水不能上升至心中焦隔絕榮衞不和所苦者上則心多驚悸中則寒痞飲食減少下則虛冷遺泄甚至於陰痿不興藏氣滑泄愚醫徒知峻補下田非獨失眞不能生水滋心而建僞立見衰悴夭折之由當自此始悲夫所以處此方廣濟迷惑然不可忽此藥品志心服之半年屏去一切暖藥又不可恃此而馳騁慾然後力習秘固泝流之術其神效不可殫述質之天地切勿妄

傳居易之祖通奉遺訓云予年五十一歲過鐵甕先生授此秘術酷志行持服食一年大補平日所服煖藥一切屏盡而飲食嗜好不減壯歲此藥力之功大矣今年八十五享天然之壽瞶目無憾獨此藥傳之理當普示羣生同登道果藥後有湯與牙藥同用之

茯神四兩　香附子一斤去毛用新水浸一夕炒令黃色

右爲末煉蜜和丸如彈子大每服侵晨一丸以後降氣湯嚼下

降氣湯

茯神二兩 香附子半斤炒浸如前 甘草一兩半炙黃

右爲細末每服一分沸湯點服下

牙藥

香附子五兩

右以生薑三兩研和滓汁浸香附子三錢炒焦黑存性爲末以青鹽二錢拌勻揩牙

順氣丸 治風濕毒氣攻注腿膝或腫或疼降氣消食

木香 青皮去白 檳榔各一兩

黑牽牛炒取頭末三兩半 郁李人湯浸去皮別研半兩

麻子人一兩半去皮別研

右六味除麻子人郁李人外爲細末入麻子人郁李人末同研勻細煉蜜和丸如梧桐子大每服三十丸加至五十丸溫麻人湯下或用生薑湯下亦得

和中丸 治脾胃怯弱陰陽不和三焦氣澁心腹痞悶嘔逆痰甚頭目不清困倦少力飲食減少肌體瘦瘁肢節煩疼常服和中順氣升降陰陽消痰止嘔長肌退困美進飲食

藿香葉 人參 陳皮各一

丁香半兩 木香半兩 白朮二兩

白茯苓去皮二兩 半夏二兩湯洗生薑汁浸

巴豆二錢半與陳皮同炒焦不用巴豆

右件爲細末水煮麪糊和丸如梧桐子大每服五十丸煎生薑湯下食前

大華澄茄丸 和脾胃美進飲食治腹胸虛滿消積滯化痰飲

華澄茄一兩 青皮去白 陳皮去白

廣茂煨 川丁皮 厚朴去粗皮薑製各二兩

赤茯苓去皮四兩 麥蘗三兩炒 半夏湯洗七次二兩

右爲細末生薑汁麵糊爲丸如梧桐子大每服六七十丸不拘時候溫生薑湯下

御藥院方卷第三

癸巳新刊御藥院方卷之第四

較勘無差

治一切氣門下

十膈氣散　專治十般膈氣治冷膈風膈氣膈痰膈熱膈憂膈悲膈水膈食膈喜膈皆是病源也並因憂驚冷熱不調又乖將攝更於喜怒無時貪嗜飲食因而不化滯積在胸中上喘痰嗽歲忽漸深心胸噎塞漸致瘦羸久若不除必成惡疾

人參去蘆頭　白茯苓去麤皮　官桂去粗皮

枳殼麩炒去穰　甘草剉炙　神麴炒令黃

麥蘖炒黃　訶黎勒皮煨去核　吳白朮

陳橘皮去白　乾生薑炮　京三稜煨剉

蓬莪茂煨剉已上各一兩　厚朴去粗皮用生薑汁塗炙

檳榔煨剉　木香已上各半兩

右件一十六味擣羅爲細末每服一錢入鹽一字白湯點服亦得如脾胃不和腹脹心胸滿悶用水一盞生薑七片棗兩枚鹽少許同煎至八分和滓熱服空心食前

抑心氣湯　治心氣實熱火氣炎勝銷爍金精肺受心邪因而生疾若人患肺先審心虛實若心氣勝

實其脉洪大或肺脉微得心脉即先服此抑心氣
湯
黃芩去黑心 赤茯苓去黑皮 黑參
麥門冬去心焙 甘草炙剉 牡丹皮
升麻 桔梗去蘆頭 犀角屑
貝母去心已上各一分 沉香 木香各一分
右件一十二味麤搗篩每服三錢匕用水一盞煎
至七分去滓食後溫服
綾錦養脾丸 大補脾胃極進飲食調順三焦保養
榮衛每服一丸沸湯磨化下空心食前

木香 丁香 沉香

紅豆 大椒 官桂去麄皮

附子炮裂去皮臍已上各一錢一字 肉豆蔻

白豆蔻去皮 蓽澄茄 川薑炮裂

蓽撥 甘草剉炙黃 人參去蘆頭

白茯苓去皮 白朮 陳皮去白

神麴打碎微炒 麥蘖炒黃 縮砂人

訶子肉已上一十四味各二錢半 良薑剉炒

厚朴去粗皮生薑製 破故紙微炒已上三味各六錢一字

右件二十四味爲細末煉蜜和丸每兩作六丸此

藥雖有三五味辛熱藥煉蜜合和成約四兩半

藥并煉淨熟蜜約四兩半計丸兩分作五十四

丸每一丸重一錢六分有餘若服此藥一料大

補脾胃極進飲食調順三焦保養榮衛

枳實理中丸 治胸痺心下痞留氣結胸脇滿脇下

逆氣搶心

人參去蘆頭 乾薑炮 甘草炙

白术 枳實麸炒 茯苓去皮各一兩

附子炮去皮臍半兩

右爲細末煉蜜爲丸每一兩作四丸每服一丸水

一大盞煎至六分和滓溫服不拘時候

玄明粉

朴消煎過打澄濾了似此五七遍晚於星月下露地至明自然結作青白成魏消也用定瓷罐兒按實於炭火內從慢至緊罐子內自然成汁煎沸直候不響再加頂火一煅便取去火於淨地上倒合下用盆合蓋去火毒至晚取出碾為細末每二斤入甘草生熟二兩為末一處攪匀臨臥斟量用之或一錢二錢用桃花煎湯或葱白湯調下如調少用一口湯次用湯再送治膈上氣澁滯五藏秘澁

邪熱朴消木性寒燒過性溫無毒出在證類本草石部前臣常自服及與他人服之皆得效驗氣快通利忌諸般魚及藕等

厚朴橘皮丸　治傷冷溏下腹滿䐜脹其狀如覆栲栳喘鳴奔急鼻張口呿厥氣上下不得分泄又不任瀉下藥此方應效方

厚朴去粗皮用生薑製三兩　枳殼麩炒去瓤　乾薑炮裂

良薑剉各一兩二錢　青皮去白　陳皮去白

五靈脂　乾蠍去皮　桂去皮已上各八錢

肉豆蔻　草豆蔻　川烏頭炮裂去皮臍各

四个 大附子炮去皮臍 檳榔各三个

縮砂人 益智人 川椒去目出汗

胡椒 丁香 木香

吳茱萸湯洗七次焙乾炒已上各四錢 木通剉三錢

右為細末，麵糊和丸如梧桐子大，每服三十九至四十丸，煎生薑橘皮湯下，食前服。

代赭石湯 治逆氣上衝奔遍息道滯塞不通

代赭石打碎三兩 陳皮 桃人炒

桂 吳茱萸鹽炒各半兩

右各剉碎，每服秤二兩，水三大盞，生薑三分切同

煎至一盞其下去滓食前溫服一日一服

吳茱萸丸　治其氣自腹中起上築於咽喉逆氣連屬而不能出或至數十聲上下得喘息此由寒傷胃脘腎氣先虛逆氣上乘放胃與氣相併不止者宜服吳茱萸丸

橘皮一兩洗　吳茱萸醋炒　附子炮裂去皮臍各一兩

右爲細末白麵糊爲丸如梧桐子大每服七十丸至八十丸溫生薑湯下食前

沉香導氣丸　消食順氣止逆升降陰陽

沉香　木香　丁香

白豆蔻仁　白檀　縮砂仁各一兩

藿香葉去土　香附子去毛各一兩　麝香一錢另研

右爲細末甘草膏子和丸如鷄頭大每服三五丸細嚼白湯下加至十丸更妙每日不計服數每兩作四十丸

厭氣散　治氣上及短氣少氣吃悶

人參去蘆頭　白茯苓去皮　藿香去土

陳皮去白　木香　甘草炙

附子炮　枳殼麩炒各等分

右件爲細末每服三錢水一大盞紫蘇木瓜生薑

各少許入銀石器內煎至七分再入重湯內煎五七沸去滓不拘時候時時服之

交泰丸　溫中降氣進美飲食

沉香半兩　木香一兩　青皮去白

陳皮去白　京三稜煨　蓬莪茂煨

枳殼麩炒去穰已上各二兩　神麴炒　大麥蘖炒

檳榔已上各一兩　麝香二錢半　阿魏半兩細研白麵一錢和作餅子炙令香熟用水和

右件爲細末水煮麵糊爲丸梧桐子大每服四五十丸食後生薑湯送下

華澄茄丸 寬中順氣消積滯化痰飲及水谷不化療心腹滿悶大便閉澁

京三稜剉碎二兩　陳皮去白一兩半　蓬莪茂剉碎三兩

枳實生一兩　檳榔一兩　黑牽牛微炒五兩

右為細末水麵糊和丸如梧桐子大每服五六十丸煎淡生薑湯送下食後虛實加減

槖籥丸 治胸膈不利痞悶結胸產後吐逆陰陽不調男子氣痛及諸嘔吐昇降陰陽服之立愈

硫黃一兩　水銀一兩二味同研結成砂子　木香

當歸　肉桂去粗皮　藿香葉已上各半兩

大黃濕紙裹連灰火內煨熟去紙一兩

右件爲細末煉蜜爲丸如彈子大每兩作十丸每服一丸生薑米飲化下兼治傷轉令元氣虛損及中暑毒者宜服

橙皮丸　傷寒方同調順中氣生津止渴

沉香　白朮各半兩　木瓜去皮

烏梅肉各一兩　白茯苓去皮　糖霜各二兩

橙皮去白五錢　乾生薑二錢半

右件爲細末用甘草膏子和成劑每兩作二十五丸欲作渴水用水化開寒熱溫涼任意飲之如

欲含化亦可

紫沉通氣湯　治三焦氣澁不能宣通水液腹脇痞悶大便或難

紫蘇葉　枳殼麩炒　陳皮去白

檳榔　赤茯苓　甘草微炒已上各一兩

沉香　木香　麥門冬去心

五味子　桑白皮　黄耆

乾生薑　薄荷葉　荆芥穗

枳實麩炒已上各半兩

右爲麤末每服稱半兩用水一盞半煎至八分去

滓溫服食稍空服

威靈仙丸 治三焦氣滯大便秘難踈風順氣化痰消穀

威靈仙洗淨焙乾四兩 大黃二兩剉炒 檳榔

木香 陳皮 枳殼去白麩炒各一兩

右爲細末煉蜜和丸如梧桐子大每服三十丸溫水送下食後稍空服以意斟量加減丸數氣順爲度藥中雖有威靈仙非單服不忌茶

降氣湯 治氣不宣暢心胸痞悶腹脇脹滿胸痹心腹痛不可坐卧喘麤悶亂不思飲食

石菖蒲　青皮去白　陳皮去白

大黃　木通剉　赤茯苓去皮

川芎　人參已上各一兩　川薑炮

甘草炙各半兩

右件爲麤末每服五錢水二盞入生薑五片同煎至七分去滓溫服不拘時候

沉香丸　治胸中氣痞煩悶飲食不下或心下苦滿噫氣吞酸時聞食臭大小便秘澁此由思慮寒熱動其氣結於胸膈間

丁香　木香　茴香

沉香剉各一分　青皮一兩　肉豆蔻二兩

麝香一錢　吳茱萸一分醋炒　檳榔二兩用牽牛二兩醋浸令軟同炒令香熟去牽牛不用

右件爲細末煉蜜和丸如梧桐子大每服三十丸至四十丸食後生薑湯下

通氣湯　主胸滿氣噎

半夏湯洗八錢　生薑六錢上不寫味數　桂三錢去皮

大棗三枚上不寫味數　吳茱萸炒黃十錢

右㕮咀每服五錢水一大盞生薑一十片大棗一枚煎至五分去滓溫服不拘時候

奔氣湯 係局方第六內抄錄到內有王太判吏改治法

治大氣上奔胸膈間諸病發時迫滿短氣不得臥劇者腹中濕冷濕氣腸鳴相逐成結氣

半夏洗 吳茱萸炒 桂各五錢

人參 甘草炙各三錢

右㕮咀每服抄六錢水二盞入生薑十片煎至六分去滓溫服不拘時候

減甘草白豆蔻散 治脾胃虛寒氣痞胸膈不思飲食

白豆蔻人 厚朴生薑製 白术

沉香　陳皮各等分

右件各㕮咀每服稱一兩水二大盞入生薑十片同煎至七分去滓稍熱服不拘時候

當歸湯　療冷氣脇下往來胸膈引痛脇背悶

當歸　芍藥　桂

吳茱萸湯洗炒　人參　大黃

甘草炙各二兩　茯苓去皮　枳實麩炒各一兩

乾薑炮三兩

右件爲麤末每服五錢水一盞半煎至一半去滓溫服其痛立止

順氣枳殼丸　宣通一切凝滯消化宿食清利頭目消磨積蘊痃癖等疾形身瘦弱不禁宣瀉並宜服之

枳殼麸炒去白三兩　益智人　玄胡

雷丸　白豆蔻人　木香

當歸去蘆頭剉炒　白术　半夏湯洗七次切焙乾巳上各二兩

縮砂人四兩　青皮用湯浸去白一兩　牽牛二十兩微炒取頭末十兩

京三稜四兩煨熟剉碎　蓬莪茂四兩煨熟剉碎

右件為細末用生薑半斤自然汁同水打麵糊為丸如梧桐子大每服三十丸至四十丸諸飲皆

下不拘時候如覺內傷每服可用七八十丸至一百丸有益無損男子婦人老幼皆得服之有孕婦人不可服久服令人肥壯美進飲食并治腿腳沉重不任攻擊者服一月之後覺身輕為驗

沉香和中丸　治痰飲氣痞嘔吐涎沫粥藥難停

沉香　丁香　木香

肉豆蔻麪裹煨熟　半夏湯洗七次生薑製　人參

吳茱萸湯洗焙乾　白茯苓去皮已上各半兩

水銀　硫黃各半兩二味研結沙子

右件為細末生薑汁煮麵糊為丸小豆大每服三四十丸生薑湯下食空時服

調中沉香湯 調中順氣除邪養正治心腹暴痛胸膈痞滿短氣煩悶痰逆惡心食飲少味肢體多倦常服飲食增進臟腑和平肌膚充悅顏色光潤

沉香剉細二兩 白豆蔻人 木香各一兩

甘草炙黃一分 生龍腦一錢 麝香別研半錢

右為細末入研藥勻每服一錢入生薑鹽各少許沸湯點服酒食後服之大妙

備急丸 療心腹卒暴百病中惡客忤心腹脹滿卒

痛如錐刀刺氣急口禁

巴豆二兩去皮出油　大黃二兩　乾薑二兩炮

右作爲細末煉蜜爲丸如梧桐子大每服三丸不拘時候溫水送下

寬中理氣丸　順理諸氣寬利胸膈調和脾胃消化痞滯除心腹脹滿腹脇刺痛嘔噦痰水噫聞食臭全不思食常服順氣寬膈消留飲停痰導引諸氣升降陰陽美進飲食

木香半兩　青皮去白一兩炒　陳皮去白一兩炒

檳榔半兩濕紙煨熟　白豆蔻人　蘿蔔子

蓽澄茄　薑乾炮　葫蘆芭

杜丁皮各半兩　黑牽牛一兩炒黑色

厚朴一兩去粗皮生薑半兩製細炒黑色

右件爲細末白麵糊爲丸如菉豆大每服二十丸生薑湯送下食後

快活丸　治上膈停痰中脘氣痞不下飲食不入或時嘔吐食不消化心腹脹滿大便不通

良薑　乾薑炮各四兩　吳茱萸炒

木香各一兩　枳實不去白　陳皮不去白各二兩

右爲細末酒煮神麴麵糊爲丸如梧桐子大每服

十五丸至二十丸生薑陳皮湯下不拘時候

小麝香丸　治鬼疰飛尸百病風寒客搏經絡走疰疼痛久不愈者並一切惡氣邪毒並皆治之

麝香三分　雄黃研　當歸炒

丹砂研各四分　乾薑炮　桂

芍藥各五分　莽草炙　犀角屑

梔子人各三分　芭豆五十枚去皮膜油七分八分

附子炮去皮臍　烏頭炮裂去皮臍各五枚一枚准半兩

蜈蚣一條炙去頭足

右件一十四味加細辛五分蜜和合擣千杵服如

小豆大每服三丸日三服可至五丸溫水下一切尸疰痛悉皆主之

木香餅子　歛氣消食利胸膈化涎痰止宿酒痰逆嘔噦惡心

木香　薑黃洗焙　香白芷

香附子炒去鬚秤　甘松去土　芎藭

縮砂人　桂去麤皮各一兩　甘草炙秤半兩

右件爲細末水和捏作餅子每服十數餅子細嚼溫生薑湯下不拘時候

木沉煎丸　治一切陰冷氣攻疰四肢百骸刺痛及

留飲痃癖積聚心腹堅脹疞痛

木香二兩 沉香 陳皮用湯浸去白焙乾秤

當歸洗焙乾 檳榔各一兩 肉桂去粗皮

胡椒各半兩 芫花二兩半搗末以醋五升慢火熬爲膏

右件爲細末以芫花膏和丸如梧桐子大每服七丸至十丸食後臨臥溫酒送下

木香三稜湯 和脾胃進飲食消化生冷物治心腹刺痛霍亂吐瀉胸膈膨脹

木香一兩 京三稜二兩炮剉 陳皮湯浸去白秤四兩

甘草炙剉三兩 益智人四兩 神麴炒剉一兩

蓬莪茂六兩炮剉

右擣爲細散每服一錢入鹽沸湯點服空心食前

大七香丸　治脾胃不和三焦痞滯氣不宣通腹脇脹滿胸膈噎塞食飲遲化氣刺氣疰中酒吐酒常服消穀進食

丁香三兩三錢　縮砂人　甘草炙

陳皮去白　肉桂去粗皮　藿香各二兩半

香附子炒一兩八錢二分　甘松去土六錢四分

烏藥六錢　大麥糵炒一兩

右爲細末煉蜜和丸每兩作八丸每服一丸不拘

時候細嚼溫酒或鹽湯生薑湯下或作小丸如梧桐子大每服四五十丸亦得服

檳榔丸 太和五年五月十七日御直馮玄童傳奉聖旨降到寶鄭丸方一道便交合者

治氣不宣通飲食遲化胸膈痞悶噫氣吞酸頭目重悶脇肋刺痛嘔逆惡心並可服之

丁香　木香各二錢半　檳榔

舶上丁香皮　青皮去白　陳皮去白

縮砂人　桂去粗皮各半兩　肉豆蔻一錢

烏梅全用二兩　巴豆不去皮別搗一兩　硇砂別研三錢

右爲細末醋麵糊放冷和丸如大菉豆大不得見

日並火只風中晒乾每服三五丸食後生薑湯放冷下更量臟腑虛實加減

紫沉丸　治宿食不化痰飲留滯心腹脹滿脇肋疰刺胸膈痞滿噎塞不通嘔噦吞酸噫氣生熱並宜服之

丁香一兩　青皮去白　陳皮去白

荆三稜剉炒　蓬莪茂剉炒　縮砂人

桂去粗皮已上各半兩　硇砂飛研一錢　木香三錢

烏梅和核令碎去子四兩　巴豆三十个去皮心出油別研

右爲細末將巴豆硇砂和令極匀麵糊和丸如菉

豆大每服十五丸至二十丸食後溫生薑湯下

百盃丸　治酒不散胸膈滯悶嘔吐酸水心腹疼痛並服之

沉香細剉半兩　丁香六錢　縮砂人一兩半

白豆蔻人二兩　紅豆　乾葛

陳皮去白　甘草炙各半兩　乾生薑一兩

右為細末煉蜜和成劑每兩作二十丸每服一丸細嚼生薑湯下不拘時候

麝香平氣丸　治五臟不調三焦不和心腹痞悶脇肋脹滿痰逆惡心吞酸噫食腹脇疼痛肢體倦怠

又治陰陽不和寒冷之氣留滯於內氣積於中食即噎悶胸膈不快心腹引痛停飲不散並皆治之常服和脾胃進飲食辟除邪氣

麝香別研　木香　沉香

丁香　肉豆蔻　丹砂別研各半兩

檳榔煨剉　桂去麤皮　厚朴去粗皮塗生薑汁炙各一兩

乳香生薑汁內煮軟俱冷別研如膏一兩　半夏湯洗七次切焙乾為末生薑汁和作餅子燒化別搗為末一兩

右件除別搗研外並為細末次入丹砂麝香再研勻將乳香半夏末入生薑汁煮作薄糊和前藥

硬軟得所丸如梧桐子大每服三十丸至四五十丸食後温米飲下

藿香和中丸　治痰食不消胸膈痞悶頭目昏痛嘔吐酸水或心腹滿痛怠墮嗜臥痃癖氣塊

藿香葉一兩　丁香半兩　人參一兩半

白术二兩　白茯苓去皮　半夏生薑製作麴秤各二兩

陳皮一兩不去白　巴豆去皮秤二錢半與陳皮同炒令巴豆黑色揀去巴豆不用只用陳皮

右件為細末麪糊為丸如菉豆大每服三四十丸食後生薑湯下

蓬莪蒁丸 治九種心痛胸膈滯氣及腹脇疞刺疼痛不可忍者並宜服之

五靈脂 木香 當歸去蘆頭

良薑剉微炒 蓬莪蒁炮已上各等分

右為細末用蜜麵糊為丸如梧桐子大每服三五十丸熱酒下不拘時候

妙應丸 治九種心痛積年瘕聚久癥癖塊或大或小因傷寒疼痛發無時或心下堅結上衝胸疥或氣攻兩脇嘔逆苦水或喉痺煩悶吐出蚘蟲

京三稜炮剉如豆 青皮去白剉如豆 石三稜剉如豆

雞爪三稜剉如豆 厚朴生薑製剉如豆巳上五味同用好醋浸三日取出焙乾各一兩 檳榔 肉豆蔻

白豆蔻各一兩 木香六錢 巴豆霜半兩

硇砂一兩飛別研 乾漆六錢炒出煙

右除巴豆霜硇砂外同爲細末後入硇砂巴豆霜同研極細用元浸藥醋打糊爲丸如梧桐子大每服二丸或三丸食後溫醋湯下

沉香溫胃丸 治脾胃虛弱三焦痞塞中脘氣滯胸膈滿悶宿寒留飲停積不消心腹刺痛脇肋膨脹嘔吐痰逆噫氣吞酸腸鳴泄利水穀不化肢體倦

怠不思飲食常服可益脾胃大進飲食溫中消痞

寬膈順氣

沉香剉　陳皮去白　青皮去白

人參去蘆頭　大麥蘖炒　乾薑炮

神麴炒　白茯苓去皮　桂去粗皮

甘草炙已上各一兩　揀丁香　木香

白豆蔻人　高良薑剉　丁香皮切

蓽撥　縮砂人　紅豆已上各半兩

白术剉炒二兩　大椒二錢半

右二十味各修製畢爲細末煉蜜和丸每兩作一

十九每服一丸細嚼生薑湯下食前

木香消穀丸　治脾胃俱虛不能消化水穀胸膈痞悶腹脇時脹連年累月食減嗜臥口苦無味虛羸少氣又治胸中有寒飲食不下反胃翻心霍亂嘔吐及病後新虛不勝穀氣或因病氣衰食不復常並宜服之

青皮（洗淨焙乾）　陳皮（洗淨焙乾各四兩）　桂（去粗皮二兩）

乾薑（炮二兩）　牽牛（八兩四兩生用四兩熟用）

木香（半兩）

右為細末水煮麵糊為丸如小豆大每服十五丸

加至二十丸米飲下日進二服不拘時候

阿魏丸 治男子婦人一切氣攻刺疼痛呼吸不得滑泄

阿魏一兩半　當歸細切醋炒　桂去粗皮

陳皮湯浸去白醋炒　吳白芷　附子炮去皮臍

吳茱萸醋炒　川芎剉醋炒　肉豆蔻

朱砂別研細末已上各半兩　白及

木香　延胡索剉碎醋炒已上各七錢半

乾薑炮　蓬莪茂各一兩

右件除阿魏朱砂外同杵爲細末以頭醋半升浸

阿魏經宿用生絹袋取汁煮糊爲丸如梧桐子大以朱砂爲衣每服五丸溫酒下橘皮湯亦得婦人醋湯下不拘時候

厚朴丸 寬中利膈行導滯氣消化飲食治胸膈噎塞腹脇脹滿心下堅痞腸中水聲嘔噦痰逆不思飲食

厚朴薑製　百草霜各二兩　乾薑炮
京三稜炮　蓬莪茂炮　半夏
檳榔已上各一兩　甘松半兩　陳皮去白
青皮去白各五兩　黑牽牛炒八兩　黑附子不炮去皮臍

右件一十二味爲細末麵糊爲丸如豌豆大每服
二十丸生薑湯下食後

豆蔻湯　治胸膈痞滿嘔噦惡心腹脇刺痛短氣噎
悶噫氣吞酸不思飲食一切氣痰並皆治之常服
溫中和氣進美飲食

草豆蔻人七錢炒　杜茴香炒　大鹽炒
乾生薑　甘草炒已上各一兩

右件爲細末每服一錢沸湯點服不計時候

人參藿香散　治霍亂定嘔逆止心腹刺痛進飲食
化痰益氣

藿香葉　厚朴薑汁製各二兩　人參
白茯苓去皮　乾薑炮　青皮去白
枇杷葉去毛炙　半夏生薑製已上各一兩　甘草炙七錢半
丁香半兩　草豆蔻六个去皮
右件爲末每服三錢水一盞生薑三片同煎至七
分去滓熱服不拘時候
養氣湯　治冷氣上攻心腹脇肋脹滿刺痛口苦無
味噫氣吞酸痰逆嘔吐胸膈痞悶不思飲食或發
霍亂又治五膈五噎一切氣疾並皆治之
乾薑炮　甘草炙各二兩　白檀香剉

丁香各一兩半　丁皮一兩　胡椒二錢

鹽二兩半　人參二錢　白芷一錢

右件一處碾微碎用慢火爁令香熟乘熱入磁器中密覆候冷碾羅為細末入器中密盛勿令泄氣每服一錢沸湯點服不拘時候常服溫暖脾胃進美飲食

塌氣散　順氣寬中升降利膈治中脘痞滯心腹堅脹脇下緊硬喘滿短氣噫息不通嘔吐痰水大便不調

茴香炒　枳殼麩炒去白　茯苓

人參 乾薑各一兩 陳皮去白

青皮去白各二兩 甘草炙 蒼朮

良薑各半兩 丁香一錢半

右件爲麤末每服三錢水一盞入生薑五片煎至七分去滓稍熱服不拘時候

萬病無憂散 消積快氣散飲逐濕

黃耆 白朮 木通

桑白皮剉微炒 木香 陳皮去白

胡椒已上各一兩同吹咀爲末 牽牛半斤用手微炒別取頭末四兩

右抄黃耆等七味十錢匕別抄牽牛頭末十錢匕

同和匀每服五六錢用生薑湯大半盞調藥服訖更用生薑湯半盞送下空心五更時服如覺疎利下青綠水濕或稠黏之物是其驗也如不欲作散服只滴水和丸如梧桐子大亦名無憂丸每服五十丸溫生薑湯送下不拘時候

丁香生胃散　治中焦不和氣滯不下嘔逆惡心飲食進退肢體困倦當服美進飲食止嘔逆消痰

丁香　藿香葉　肉桂去粗皮

薑黄　甘草炙各等

右件爲細末每服三錢水一盞入生薑二片煎至

七分去滓溫服食前

藿香厚朴湯　治脾胃氣虛弱嘔吐不下食

厚朴去麤皮用生薑二兩切片棗十枚擘破同煮半日取出去薑棗剉焙

半夏漿水浸宿切湯洗七次入粟米一合同炒黃去米

藿香葉　甘草生剉　人參

白茯苓去黑皮各一兩　陳橘皮湯浸去白焙一兩

右七味麤擣篩每服三錢水一盞入生薑三片大棗二枚擘破同煎至七分去滓溫服不拘時候

平胃丸　治脾胃氣虛弱嘔吐不下食進食消痰

半夏麴焙　沉香各一兩　肉豆蔻去皮

檳榔剉各二个 青橘皮湯浸去白焙 木香

丁香各半兩 麝香半錢別研

右件爲細末棗肉與糯米粥和丸如梧桐子大丹砂爲衣陰乾每服三五丸生薑湯嚼下

木香煮散 治脾元氣不和不思飲食心胸痞悶口淡無味調順中焦兼解傷寒

木香 人參 白朮各二分

陳皮一兩去白 乾薑半兩炮 白茯苓去皮一分

官桂去皮半兩 檳榔好者一个 草豆蔻二个

半夏一分麩炒 甘草半兩炮 訶子皮五个煨去核

枳實麩炒去白半兩　厚朴一分去皮入生薑一分同杵炒令乾

右件一十四味剉爲末每服以水一盞藥末一錢

匕煎至七分不拘時候去滓熱服

內應散　治胃氣虛弱臟腑不止乾嘔不思飲食

青皮去白　陳皮去白　甘草各一兩

乾薑二錢

右爲細末每服三錢水一盞乾棗五个去核同煎

至七分去滓稍熱空心服

沉香華澄茄丸　治下經不足內挾積冷臍腹弦急

痛引腰背面色痿黃手足厥冷脇肋虛滿精神困

倦臟腑自利小便滑數如育腸小腸一切氣疾服之有效

沉香　華澄茄　木香

葫蘆芭炒　破故紙炒　官桂去粗皮

巴戟去心　舶上茴香炒　川楝子炮捶碎去核用

肉巳上各一兩　附子炮裂去皮臍

桃人去皮尖麸炒各二兩　川烏頭去皮半兩

右爲細末酒煮麵糊爲丸如梧桐子大每服三四十丸溫酒下鹽湯亦得空心食前服

引氣丸　治痰氣不下心虛生熱神氣怯浮恍惚多

驚者

磁石二兩水飛　人參去蘆頭　半夏生薑製

生地黃　麥門冬去心　青皮去白各一兩已上

右爲細末麪糊爲丸如梧桐子大朱砂爲衣每服五十丸溫米飲送下空心食前

沉香升氣散　治一切氣不升降脇肋刺痛胸膈痞塞

沉香　檳榔各二兩半　人參半兩

白朮一兩　烏藥一兩　訶子半兩

麥蘗炒　神曲炒　香附子炒

紫蘇葉各一兩　紅皮去白　薑黃各四兩

京三稜煨　蓬莪茂　益智各二兩

大腹皮半兩炒剉　甘草四兩炒　厚朴一兩去麤皮生薑製

右件一十八味爲細末每服二錢食前沸湯點服

加減思食丸　治脾胃俱虛不能消化水穀胸膈痞悶腹脇時脹連年累月致減嗜臥口苦無味虛羸少氣又治胸中有寒飲食不下反胃翻心霍亂嘔吐及病後新虛不勝穀氣或因病氣衰食不復常並宜服之

神麴二兩炒黃　大麥蘗二兩炒黃　烏梅四兩

乾木瓜半兩切　白茯苓去皮　揀甘草細剉炒各二錢半

右爲細末煉蜜和丸如櫻桃大每服一丸細嚼白湯下不拘時候如渴時噙化一丸生津液進飲食

煨薑丸　治脾胃虛冷飲食不消嘔噦氣逆心胸痞悶腹脹心痛積滯寒飲膈氣酒痢惡心虛煩不入粥食

木香　附子炮去皮臍　硇砂好明者

桂去粗皮各一兩　沉香　丁香

陳皮去白　舶上茴香　蓽澄茄

青皮去白已上各半兩　如更加檳榔

雞舌香並各等分用條母丁香

右爲細末好酒煮稀麵糊爲丸如小彈子大每一兩作十六丸每服一丸生薑一塊切作兩處各剜取成坑子安藥在內以濕紙裹於慢火内煨令紙焦爲度取出和薑細嚼溫酒或鹽湯下空心食前

藿香安胃散　治嘔吐不止

藿香葉一兩　半夏二兩湯洗七次焙乾　陳皮二兩去白

厚朴二兩去粗皮生薑汁製　蒼朮三兩米泔浸一宿焙乾

甘草炙二兩

右爲麤末每服五錢水一盞入生薑五片棗二枚

同煎要七分去滓溫服食前日進三服

豆蔻木香丸　宣通一切滯氣消化宿食痰飲淸利

頭目消磨積蘊痃癖等疾形體瘦弱不禁宣瀉並

宜服之

商枳殼一兩半麩炒去穰　益智　玄胡

雷丸　荆三稜炮赤捶碎　蓬莪茂炮熟捶碎各一兩

白豆蔻人半兩　縮砂人七錢半　青皮去白一兩

當歸七錢半去蘆頭　木香　胡椒各半兩

白朮 陳皮去白各一兩 牽牛八兩微炒取頭末二兩四錢 半夏一兩湯洗七遍生薑汁製

右件藥爲細末生薑汁麵糊爲丸如梧桐子大每服三四十丸食後生薑湯下諸痰飲皆下如覺內傷可用七八十丸有益無損令人肥壯老幼都得服之一月已後但覺身輕爲驗

枇杷葉散 治脾胃氣虛嘔逆吐食

枇杷葉去毛 陳皮去白各等分

右爲麤末每服五錢水一盞半生薑半分擘碎同煎至一盞去滓溫服不拘時候日進三服

大腹湯　治諸臑氣冷熱不調喜怒無度胸中咽塞不思飲食或憂思過甚不足之氣蘊積心臆日漸消瘦

大腹皮切　檳榔剉　木通剉

青橘皮湯浸去白焙　防已　紫蘇莖葉

甘草炙剉　桑根白皮　枳殼去白麩炒已上各一兩

草豆蔻去皮　丁香皮剉　大黃剉炒已上各半兩

木香一分

右件麤擣篩每服三錢匕水一盞生薑二片大棗一枚擘破同煎至七分去滓溫服日三夜一

檳榔湯　治諸膈氣心胸煩結噎塞不通飲食日減

檳榔剉　訶梨勒皮炒　蓽澄茄

赤茯苓去黑皮　人參　青皮用湯浸去白焙

甘草炙剉　沉香剉　麥蘖炒

厚朴去粗皮生薑汁塗炙　京三稜炮剉　白术已上各等分

右件麤擣篩每服三錢匕水一盞生薑二片大棗二枚擘破同煎至七分去滓溫服日三夜一

豆蔻散　治五種膈氣

肉豆蔻去皮三个　木香　人參

厚朴去粗皮薑汁炙　赤茯苓去黑皮　桂去麤皮各半兩

甘草一兩炙剉　檳榔二枚剉　青橘皮湯浸去白焙一兩

訶棃勒皮炮去核

右件擣爲散每服二錢匕如茶點服若入生薑棗同煎亦佳並治氣補勞通血脉益脾胃

通膈散　治五種膈氣

枳殼麩炒去白　桂去粗皮　甘草炙剉

陳麴炒　訶棃勒皮　白术

赤茯苓去黑皮　陳皮用湯浸去白焙　人參

乾薑炮　京三稜炒剉　草豆蔻去皮

檳榔半生半熟　五味子炒　厚朴去粗皮薑汁炙

半夏湯洗了同生薑同搗如泥却惟在新瓦上用文武火煅令黃色

木香　　郁李人湯浸去皮麩炒黃已上各一兩

右件一十八味搗羅爲散每服二錢匕入鹽少許

如茶點服不拘時候

流氣飲子　治男子婦人五臟不調三焦氣壅心胸痞滿噎塞不通腹脇膨脹嘔吐不食又治上氣喘急咳嗽涎盛面目虛浮四肢腫痛大便秘澁小便不通及治憂思太過致陰陽之氣鬱結不散壅滯成痰又治傷寒纔覺得疾便服此藥昇降陰陽汗出立愈又治脚氣腫滿疼痛喘急腹脹大便不通

及氣攻肩背脇肋走注疼痛並皆治之

紫蘇葉　青皮　當歸洗焙

芍藥　烏藥　茯苓

桔梗　半夏湯洗　川芎

黃耆　枳實麩炒　防風已上各半兩

甘草炙　陳皮去白各三分　木香一分

連皮大腹子剉薑汁浸一宿焙一兩皮子各半計一兩

右㕮咀如麻豆每服秤半兩水一大盞生薑三片

棗一枚擘破同煎至七分去滓熱服不拘時候

如心脾入菖蒲五片同煎婦人血氣病人艾同

煎傷寒頭痛發熱咳嗽入連鬚葱白三寸同煎

五膈氣病入陳皮少許同煎心中怔忪入麥門

冬數粒同煎臟腑利入粳米一撮同煎並不拘

時候或爐搗篩亦可

木香檳榔丸　治一切氣滯心腹滿悶脇肋膨脹大

小便結滯不快利者並宜服之

木香　檳榔　青皮去白

陳皮去瓤　廣茂燒煨　黄連

商枳殼麸炒去穰已上各一兩　黄蘗皮去粗皮

香附子炒揀　大黄各三兩剉已上　黑牽牛生斤半

右為細末滴水和丸如豌豆大每服三十丸或五十丸加至微利為度食後生薑湯送下

沉香降氣散　治三焦痞滯氣不宣暢心腹疼痛嘔吐痰涎脇肋膨脹噫氣不通嚥逆醋臭胃中虛冷腸鳴絞痛宿食不消除反胃吐食不止及五膈五噎心胸滿悶全不思食宜服之

沉香　木香　丁香

藿香葉　人參去蘆頭　甘草炮

白朮已上各一兩　白檀二兩　肉豆蔻

縮砂人　桂花　檳榔

陳橘皮去白　青皮去白　白豆蔻

白茯苓去皮各半兩　川薑炮　枳實炒各二兩

右為細末每服二錢入鹽少許水一大盞同煎至七分和滓溫服不拘時候日進三服

茯苓丸　治中焦氣澁胸膈痞悶飲食遲化四肢困倦嘔逆惡心常服昇降陰陽消化滯氣祛痰逐飲美進飲食

京三稜六兩半　蓬莪茂六兩半　青皮去白

陳皮去白　白朮各三兩　檳榔二兩半

木香一兩半　枳殼麩炒去穰二兩　白茯苓去皮一兩

半夏湯洗七次去滑一兩半　牽牛頭末四兩

右爲細末生薑汁麵糊爲丸不以多少食後生薑湯下

大枳殻丸　治一切酒食所傷胸膈痞悶脇肋脹滿心腹疼痛飲食不消痰逆嘔吐噫醋吞酸飲食進化並宜服之

枳殻麩炒去穰　茯苓去皮　白朮

厚朴去粗皮生薑製　半夏湯洗七次　人參去蘆頭

木香　青橘皮

陳橘皮去穰焙乾秤二味各湯浸　京三稜

蓬莪茂（二味煨香熟） 檳榔 神麴（炒黃）

麥糵（微炒已上各一兩） 乾生薑（半兩） 牽牛（揀淨微炒）

大黃（錦文者各二兩）

右爲細末生薑汁麵糊和丸如梧桐子大每服一百丸飲食後生薑湯下

百鍾丸 調順三焦理諸痞氣去脹滿積聚酒癖癥瘕又治積聚腹滿

青皮（去白） 陳皮（去白） 神麴（炒）

荆三稜 蓬莪茂（炮） 麥糵（炒）

蘿蔔子（炒已上各二兩） 枳實（麩炒四兩） 雷丸

益智人各一兩　牽牛炒三兩

右爲細末水麵糊爲丸如梧桐子大每服五十丸食後煎生薑陳皮湯送下

五膈丸　治留飲停積不消胸膈痞氣去塵垢

大黃　牽牛　木香各一兩

陳皮二兩去白　皮焙乾

右爲細末煉蜜爲丸如梧桐子大每服四五十丸冷水下

沉香聖餅子　治一切冷氣上攻心腹脇肋脹滿刺痛胸膈噎悶痰逆惡心噫氣吞酸不思飲食胃中

虛冷嘔吐不止及治五膈五噎宿食宿飲不散並宜服之

沉香　檀香各一錢　丁香二錢

木香三錢　桂花　縮砂人

檳榔各半兩　吳白芷一兩半　甘松七錢半水洗淨

京三稜炮　蓬莪茂炮各一兩　粉甘草四兩用糖纏焙乾

右為細末用酥油餅和丸如梧桐子大捻作餅子每服五七餅至十餅細嚼白湯送下不拘時候

磁州張七郎家橙香餅子　溫脾益胃降氣寬中生津液止煩渴消逐痰飲大治中酒不散細嚼一二

餅子因酒送下或杯中沉可增酒味以津化自逼

人香　詩云　洞庭香不變

江佐味猶新　津化杯沉處　風流更可人

木香　橘皮紅　白檀

甘松各半兩　白豆蔻人　橙皮各一兩

蓽澄茄　沉香各三錢　薑黃四兩

龍腦一錢

右件爲細末用甘草膏子和作餅子每服一二三餅

子細嚼白湯送下

化鐵丹　治遠年近日沉積及內傷冷物心腹疼痛

烏梅八个不去核　巴豆一十六个不去皮油　胡椒四十八个

青皮不去白　陳皮不去白各半兩

右爲細末醋麵糊和丸如菉豆大每服五七丸食後溫生薑水下　又增加蓽澄茄半兩　丁香二錢半　服之更快

賺氣散　治心胸痞悶腹脇虛脹飲食減少氣不宣通

荆三稜五兩　白术三兩　木香半兩

蓬莪茂五兩煨熟　枳殼去白一兩麩炒

右同爲細末每服二錢生薑三片水一盞煎至六

分食前溫服

導氣枳實丸　理順三焦和調脾胃去脹滿及痞噎不通

枳實四兩麩炒　荆三稜　蓬莪茂煨

青皮去白　陳皮去白　神麴炒

麥蘖炒已上各一兩　沉香　檳榔各半兩

右件同爲細末水煮麵糊爲丸如梧桐子大每服五十丸至六十丸食後生薑湯下

茴香枳殼丸　治中滿下虛腹脇脹滿氣不宣通

枳殼去白麩炒　茴香微炒各等分

右爲細末酒麵糊爲丸如梧桐子大每服七八十
丸空心食前溫酒送下或米飲湯送下亦得
白术妙功丸　治腎氣久虛上攻下注臍腹久冷屢
背麻痛及膀胱疝氣痃癖氣悶小腸作聲時時下
墜
白术　茯　澤瀉
當歸去蘆頭　厚朴去粗皮生薑製　破故紙炒已上各半兩
延胡索二錢　川苦楝　檳榔各三錢
木香二錢　半夏一兩生薑汁製
右件同爲細末水煮麵糊爲丸如豆大每服七十

丸食前溫水下

沉蘇飲子 治胸膈塞滯氣不宣通津液闕少

沉香二錢半 紫蘇葉半兩 乾木瓜二兩

人參半兩 赤茯苓一兩 生栗黄二兩

甘草二錢半炒黄色 白檀香二錢半 肉桂一兩去麤皮

右爲細末每服一錢水一大盞煎至三沸和滓凉

服

御藥院方卷第四

癸巳新刊御藥院方卷之第五

較勘無差

治痰飲門

導飲丸 治風痰氣澁膈脘痞滿停飲不消頭目昏眩手足麻痺聲重鼻塞神困多睡志意不清常服去痰涎進飲食

京三稜炮 蓬莪茂炒各三兩二錢 青皮去白

陳皮去白 白术各一兩半 檳榔

枳殻麩炒去穰 木香各一兩

白茯苓去皮半兩改作一兩半 半夏三錢改作一兩

右爲細末水麵糊爲丸如梧桐子大每服五十丸食後生薑湯下漸加至一百丸忌豬肉蕎麪等物

半夏利膈丸　治風痰鬱甚頭疼目眩咽膈不利涕唾稠黏胸中煩滿酒癖停飲嘔逆惡心脇下急痛腹中水聲神思昏憒心忪面熱止嗽化痢

白朮　人參　白茯苓去皮

白礬生　滑石　貝母各一兩

天南星生用一兩半　白附子生二兩　半夏湯洗三兩

右爲細末水麪糊爲丸如梧桐子大每服三十丸

食後生薑湯送下

紫蘇半夏湯　治喘嗽痰涎寒熱往來

紫蘇葉　半夏湯洗七次　紫菀茸

五味子　陳皮各半兩　杏仁去皮尖麩炒黃色一兩

桑白皮炙一兩半

右爲麤末每服三錢水一盞半入生薑七片煎至一盞去滓取六分清汁熱服日進三服食後臨臥

大半夏湯　治痰飲及脾胃不和

半夏　白茯苓去皮　陳皮各二錢半

右㕮咀都用水二盞半入生薑二錢半細切同煎
至一盞濾去滓臨睡溫呷

小半夏湯　治諸嘔噦心下堅痞膈間有痰水眩悸

半夏五兩湯洗七次　白茯苓去皮用三兩

右㕮咀每服稱半兩水三盞煎至一盞稱生薑四
錢取自然汁投藥中更煎一兩沸熱喫不拘時
候

賺氣散　治新久喘嗽不已

甘草炒　桔梗各一兩　人參半兩

烏梅肉三錢　杏仁湯浸去皮尖麩炒一兩　御米殼兩半鹽豉一

兩沸湯浸一時許殺御米殼一宿再用蜜水拌勻炒

右爲細末每服二錢水一盞同煎至七分去滓稍熱服不拘時候

青龍散　治咳嗽上氣不得臥

人參去蘆頭　陳皮去白　五味子

紫蘇葉各一兩

右爲麤末每服三錢水一盞生薑三片煎至七分去滓溫服不計時候

參蘇半夏湯　治咳嗽痰涎咽膈不利喘滿氣不宣通

人參 桂皮去粗 甘草炙
木香各一兩 五味子 桑白皮炒
陳皮去白 白朮 紫蘇葉
半夏生薑製各二兩
右爲麤末每服五錢水一大盞半入生薑一十片
同煎至八分去滓温服食後

前胡散 治濕飲停留肢體時痛痰氣膈於上焦心
下痞悶不欲飲食頭目昏眩

前胡 人參 赤茯苓去皮
紫蘇各七錢半 陳皮去白 半夏麴

甘草炙　枳殼麩炒去穰　木香已上各半兩

右為麤末每服三錢水一盞半入生薑七片煎至一盞去滓取七分熱服日進三服

寧氣湯　治肺氣不利咳嗽聲重咽嗌乾燥痰唾稠黏少得睡眠

御米殼二兩半蜜水淹一宿炒黃　甘草炙

杏仁去皮尖麩炒　紫菀去土　桔梗各七錢半

五味子　甜葶藶隔紙炒　人參

半夏生薑製　桑白皮剉炒　紫蘇葉

陳橘皮去穰各一兩

右爲麤末每服五錢水一大盞入生薑七片煎至六分去滓稍熱服食後

寧神丸　止一切咳嗽

白茯苓去皮　五味子炒　乾山藥

杏仁去皮尖麩炒別搗　阿膠炒珠子

熟乾地黃已上各一兩　栢子仁別搗　麥門冬去心

杜仲炒絲斷　百部　肉桂去粗皮

川芎　當歸去蘆頭　細辛去苗

人參去蘆頭　甘草炙剉　貝母去心已上各半兩

右爲細末煉蜜和丸每兩作一十丸每服一丸含

化嚥津不拘時候常令咽喉中藥氣不歇益佳

玉仙散 治一切咳嗽

白礬枯一錢 烏梅去核四个 杏人去皮尖麩炒四十个

佛耳草 款冬花 知母

貝母去心各一錢半 甘草炙三錢

右為細末每服半錢乾摻舌上嚥津無時服

消痰丸 貞祐元年閏九月初四日文童利氣丸收消痰丸

治風勝痰實喘滿咳嗽風氣上攻

黑牽牛四兩半生半炒 槐角子 青皮去白各半兩

半夏湯洗七次焙乾一兩 皂角不蚛肥者去皮子塗酥炙黄二兩

右爲細末生薑麪糊和丸如小豆大每服十五丸至二十丸食後服生薑湯下

祛風丸 清膈化痰降氣消穀宣通蘊滯調順三焦

車前子 赤茯苓去皮 木香

檳榔各一兩 枳殼麩炒去穰 青皮去白

陳皮去穰 半夏湯洗各二兩 乾生薑半兩

大黃三兩 黑牽牛生六兩 皂角燒存性一兩

右爲細末燒餅爲丸如梧桐子大每服五十丸至七十丸食後生薑湯下

滌痰丸 治三焦氣澀痰飲不利胸膈痞滿咳唾稠

濁面目熱赤肢體倦怠不思飲食常服升降滞氣清膈化痰

木香　檳榔　青皮去白

陳皮去白　京三稜煨剉碎　枳殼麩炒去穰

大黃濕紙裹煨令香熟　半夏湯洗七次已上各一兩

黑牽牛微炒二兩

右件爲細末白麵糊爲丸如梧桐子大每服四五十丸食後生薑湯下

蠟煎散　順肺氣利咽膈止咳嗽化痰涎

款冬花　紫菀洗去土焙乾　甘草炙各三分

五味子炒半兩　桑白皮炒　桔梗

杏人湯浸去皮尖麩炒　紫蘇葉各一兩

右為麤末每服四錢水一大盞入黃蠟少許同煎

至七分去滓溫服食後臨睡

人參補肺散　補五勞七傷咳嗽氣所不接痰涎稠

黏骨蒸潮熱除一切風痰熱證

人參　柴胡　當歸

芍藥　桑白皮　知母

白术　川芎　黃耆

紫菀各二錢半　白茯苓去皮　黃芩

山梔子人　連翹各半兩　甘草
桔梗各一兩　石膏　滑石
寒水石　荆芥穗　地骨皮各二錢半
大黃半兩　薄荷半兩已上並生用
右為粗末每服三四錢水一盞生薑三片煎至七
分去滓溫服漸加至五七錢無時日進三四服
泄者去大黃

貝母湯　治暴發咳嗽多日不愈
貝母去心　桑白皮剉　五味子
甘草炙剉各半兩　款冬花二兩　知母一分

杏人去皮尖麸炒三分

右粗擣篩每服四錢水一大盞入生薑五片煎至六分去滓溫服食後

開結枳實丸　宣導凝滯消化痰飲升降滯氣通行三焦滋榮心肺灌溉腎肝補助脾元養胃轉行百脉去風結惡氣流暢大小腸專主中痞痰逆惡心嘔噦膈實酒醒不解宿物停積兩脇膨悶咽嗌不利上氣咳嗽等

枳實麸炒　白术　半夏湯洗

天南星炮　白礬枯　苦葶藶隔紙炒

大黃各半兩 木香二錢 黑牽牛頭末二兩

大皂角去皮子酥炙一兩 青皮去白半兩 或加旋覆花一兩

右同爲末，入牽牛頭末令勻，生薑汁煮麵糊爲丸，如梧桐子大。如單腹脹，上喘涎多，四肢腫滿，生薑湯下三四十丸，食後，以微利爲度。婦人乾血氣，膈實腫滿，或產後有傷，面目浮腫，小便不利，生薑葱白湯下。酒疸病，溫酒下。

神應丹 治諸遠年喘嗽

麻黃一十斤走水洗淨去土搗爛用河水四擔浸一宿炒鍋熬至一擔去滓

貝母去心炒 桑白皮去土 紫蘇子

款冬花去枝梗　桔梗　知母各二兩

栝蔞大者一个　皂角二挺去皮弦子

已上八味搗爛入前麻黄汁內熬至一半去

滓澄取清汁再熬成稠膏

白茯苓二兩去皮　紫菀洗去土　天麻

人參去蘆頭

已上三味各一兩爲細末

阿膠杵碎炒爲末秤一兩入藥拌勻

右以藥末搜和前膏杵熟爲丸如小彈子大每服

一丸溫虀汁化開臨臥時飲之便去枕仰臥不

計久坐如不得睡乃藥之效也此藥治嗽較慢如治喘不以新久如神如服此藥三服之後似見利一般

紫菀丸　治遠年近日咳嗽痰涎不利

紫菀去土　款冬花去梗　白前各二錢半

人參半兩　甜葶藶炒　烏梅肉各半兩

御米殼一兩半去蒂蜜水拌勻炒黃熟

右件爲細末煉蜜爲丸如梧桐子大每服四五十丸食後生薑湯送下

潤肺丸　治肺氣不調咳嗽聲重日久不止痰涕結

搏咽噎不利心神煩燥頭目昏重精神不爽心忪煩悸喉中呀呷逐氣有聲一切痰實並皆治之

朱砂水飛 五靈脂微炒各二兩 苦葶藶隔紙炒

杏人去皮尖麩炒 半夏曲各一兩

右爲細末生薑汁麵糊爲丸如梧桐子大每服四十丸食後生薑湯送下

藿香散 溫脾胃化痰飲消宿食止嘔吐治胸膈痞滿腹脇脹痛短氣噎悶咳嘔痰水噫醋吞酸嘔噦惡心

藿香葉 半夏切作四片生薑汁浸一宿粟米炒黃

半夏薑製 桑白皮 甘草炙各一兩 陳橘皮去白半兩

右件為散每服二錢水一盞入生薑三片棗一枚去核同煎至七分去滓稍熱服不計時候日進二三服

利膈丸 治風勝痰實喘滿咳嗽風氣上攻

牽牛生四兩 半夏二兩 皂角去皮子酥炙二兩

青皮去白 槐角炒 木香各一兩

右件為細末生薑麵糊和丸如梧桐子大每服五十丸食後生薑湯下

人參半夏散 化痰墜涎止嗽定喘或風痰酒痰

茶痰食痰一切痰逆嘔吐痰厥頭痛或風氣偏正頭疼或風壅頭目昏眩或耳鳴鼻塞咽膈不利心腹痞悶筋脈拘倦肢體麻痺疼痛常服宣通氣血淸利頭目調和臟腑消進飲食

人參　茯苓　薄荷羅淨

天南星各半兩　寒水石生用　白礬生用

乾生薑　半夏各一兩　細蛤粉二兩

藿香葉羅淨二錢

右爲細末麵糊爲丸如小豆大每服三十丸食後生薑湯下日進三服溫水冷水下亦得

一方加黃連半兩　黃蘗半兩
水丸取效如治酒病調和脾胃尤宜服之
團參散　治肺氣不利咳嗽上喘
紫團參　款冬花　紫菀茸上各等分
右為細末每服二錢水一盞烏梅一枚同煎至七
分去滓溫服食後
蛤蚧膏　治遠年近日咳嗽上氣喘滿如神
麻黃一斤去根節　紫菀茸　艾葉炮
槐角炒　陳皮　枇杷葉去毛
桑白皮　甜葶藶　款冬花

薄荷葉　杏人去皮尖　佛耳草

五味子　貝母　紫蘇葉

皂角去皮子各半兩

右件擣羅爲麤末用河水三斗於鍋內慢火熬至一斗半搓揉勻濾去滓極細再用生絹袋濾過以文武火再熬成膏然後下後藥二味蛤蚧一對用雌雄各半米泔刷洗二十遍酥炙黃色潞參一兩半用爲細末與膏子和勻丸如彈子大每服一粒任意湯磨下食後臨臥服

小枳殼丸　治脾胃不和宿寒留飲心腹痞悶脇肋

刺痛嘔逆痰水不思飲食

枳殼炒去穰四兩　半夏湯洗去滑　白术各三兩

赤茯苓去皮　乾薑炒各一兩

右爲細末麵糊爲丸如梧桐子大每服三十丸食後生薑湯送下

十珍餅子　治大人小兒嘔吐痰涎粥藥難停無問久新必愈

丁香　沉香　桂去皮

藿香　肉豆蔻　吳茱萸洗焙乾

木香各半兩　半夏湯洗七次乾一兩用生薑汁製

船上硫黃　水銀各匕錢研細結沙子

右件一十味搗羅爲細末同和勻煉蜜和丸如小豆大捏作餅子每服十餅子生薑湯下或化服亦得量病加減不拘時候服

大半夏丸　消痰順氣治咳嗽

半夏六兩　桑白皮　生甘草各一兩

皂角搥碎　生薑剉碎各八兩

右五味漿水五升同煮令汁盡取出半夏焙乾爲末後用

郁李人湯浸去皮別研各二兩

右四味與前半夏末拌勻取生薑自然汁打白麵糊爲丸如梧桐子大每服三十丸食後生薑湯下

白雪丸　治痰實胸膈噎逆及頭目昏眩困倦頭目脹痛

天南星炮　白附子生　半夏各二兩炒

滑石研　石膏研　龍腦

麝香各二錢半

右稀麵糊爲丸極稀爲妙如菉豆大每服三十丸薑臈茶或薄荷茶下每遇頭目昏困精神憒眚

胸中痰逆憒憒如中酒則服此藥良久間如搴去重裘豁然清爽頓覺夷暢食後服爲佳

木香半夏丸　治痰涎上壅惡心胸膈不利常服消痰飲

木香七錢半　半夏一兩湯洗七次切片焙乾

陳皮去白半兩　白茯苓半兩　乾生薑半兩

草豆蔻人半兩　白附子半兩　人參半兩

右件爲細末用麵糊和丸如梧桐子大每服二三十丸不拘時候煎生薑湯下

小半夏丸　治留飲不散膈脘不利宿食不消嘔逆

惡心

半夏二兩 木香 沉香

青皮去白各半兩 檳榔一枚麵裹煨熟

右爲細末以生薑汁浸飪餅爲丸如梧桐子大每服三十丸生薑湯下不拘時候

止逆丸 治停寒積飲嘔吐痰水無問冷熱不可食者服之必愈

沉香 丁香 木香

吳茱萸湯洗焙乾 半夏湯洗七遍生薑汁製各半兩

水銀 硫黃各一兩二味研令砂子星盡爲度

右件爲細末以生薑糊就和丸如菉豆大每服二三十丸生薑湯下不拘時候

沉香湯　治肺氣虚弱咳嗽痰涎不已

阿膠炙燥　沉香各半兩　人參去蘆頭　桑白皮焙各一兩

右件同爲麤末每服三錢水一盞同煎至七分去滓溫服食後日進三服

玉芝徐老丸　除風壅消痰利咽膈美飲食

天南星半兩　半夏一兩　細蛤粉二兩　白礬一兩　牽牛四兩　大黄一兩

乾薑半兩　黃蘗一兩半

右為細末水丸如小豆大每服一二十丸溫水下食後日三服常服化痰消食順氣調血令人徐老或已衰老或一切風氣或下後結愈宜服之或除腸垢積物者可漸加至三五十丸以意消息或滑泄忌牽牛大黃並孕婦此外更忌大南星半夏皆不可服

製半夏法

齊半夏二斤河水洗七遍白礬二斤為末用醋漿水三椀同入磁甕中浸用退皮濕柳棒析二錢麤

長二尺一根日攪一十遍候四十日嘗試如不戟
喉方成取出用布袋盛沉至井底十日取出曬乾
每服一兩粒生薑湯嚼下或細細嚼服亦得

辰砂利膈丸　治胸膈痞滿痰飲氣滯上焦窒塞肺
氣不利咳嗽喘滿嘔吐痰涎咽嗌不利風熱相搏
頭目昏痛精神困倦並皆治之

天南星炮　白茯苓　乾生薑
生犀各二兩　半夏半斤　白礬三兩一半生一半枯
乾山藥三兩　皂角一斤去皮子弦水三升熬膏子

右件爲細末以皂角膏子和丸如梧桐子大朱砂

爲衣每服六十丸至七十丸食後生薑湯下

半夏利膈丸 崇慶元年八月初六日改作換榔利膈丸

治風上攻痰實喘滿咳嗽

黑牽牛四兩一半生一半炒　皂角不蛀肥者去皮子酥塗炙二兩

槐角子半兩　齊州半夏湯浸洗七次切焙乾一兩

青橘皮湯浸去穰秤二兩　檳榔一兩麵裹煨熟剉

右六味爲細末生薑自然汁打麵糊爲丸如梧桐子大每服二十丸生薑湯下食後如要疎風痰加至四五十丸

平肺散 治久咳嗽神効

御米殼四兩剉碎蜜水和炒黃　烏梅肉一兩半

訶子皮一兩　人參一兩　貝母去心

百合各半兩

右件爲末每服三錢水一盞煎至七分食後臨臥熱服

導飲丸

京三稜炮　蓬莪茂各六兩半　白朮

青皮去白　陳皮去白各三兩　檳榔二兩半

木香一兩半　枳殼麩炒去穰二兩　茯苓去粗皮一兩

半夏湯洗七次去滑一兩半

一方加神麴三兩炒 麥糵三兩炒

右爲細末生薑汁煮麵糊爲九不已多少食後生薑湯下或茶清下

柴胡飲子 治痰熱頭疼利膈除煩悶手足煩熱榮衛不調肢節倦怠身體疼痛嗜臥少力飲食無味兼治五飲消痰癖

柴胡八兩 半夏湯洗 白朮各二兩

人參 甘草炙 黃芩

麥門冬去心各三兩

右剉如麻豆大每服秤五錢水一盞半入生薑五

片棗一枚同煎至八分去滓溫服不拘時候

藿香散 治諸瘧胸中痞悶痰逆嘔噦並宜服之

厚朴去皮 半夏洗

生薑去皮各一兩三味同搗爛焙乾 藿香

甘草炙 草豆蔻人 橘皮洗各一兩

右搗羅爲麤末每服三錢水一盞生薑五片棗一

枚同煎至七分去滓溫服食前

安眠散 治上喘咳嗽久而不愈

款冬花 烏梅肉 佛耳草

麥門冬去心各二錢半 陳皮去白一兩 甘草炙三錢半

御米殼七錢半酥炒

右爲細末每服三錢水一盞入黃蠟如棗核許同煎至八分去滓大溫臨臥服

半夏丸　治痰嗽膈上不利

栝蔞肥者二个　半夏四十九枚湯洗七次搥碎焙乾爲末

右件栝樓取子殼焙乾與半夏一處爲細末次用栝樓穰同熟水熬成膏和前藥末爲丸如梧桐子大每服三十丸生薑湯下食後

人參丸　治肺氣上攻鼻塞不通

人參　防風　細辛

黃耆　木通　沙參

甘菊花各半兩

右為細末煉蜜和丸如梧桐子大每服五十丸食後溫水下

潤肺丸　治肺氣不利咳嗽痰實咽嗌乾燥

鵝梨二箇去皮及子　瓜樓二箇去皮　麻黃二兩去節

皂角三鋌去皮弦并子搥碎用已上四味一處用河水一升半得少時銀石器內熟成膏為用　天南星　半夏各一兩半

生薑三兩同半夏天南星作麴炒乾　枯白礬一兩半

寒水石二兩燒

右件同爲細末用前膏爲丸如梧桐子大每服五
七十丸溫生薑湯送下
鍾乳補肺湯 治肺氣不足咳嗽上氣胸滿上迫咽
喉閉塞短氣喘乏寒從背起口中如含氷雪語言
不出並皆治之
紫菀去土 五味子 白石英搥碎
款冬花 桂去粗皮 人參各半兩
鍾乳石搥碎 麥門冬去心 桑白皮各七錢半
右爲麤散每服四錢水一大盞生薑三片棗二箇
粳米三十粒煎至八分去滓溫服食後

紫團參丸　治肺氣有餘咳嗽喘急胸膈痞痛短氣噎悶下焦不利腿膝微腫

潞州人參二錢半　蛤蚧一對酥炒黃　白牽牛三兩微炒

苦葶藶一兩微炒　甜葶藶微炒　木香各半兩

右件六味擣羅爲細末用熟棗肉和丸如梧桐子大每服四十丸煎人參桑白皮湯下食後

蘆筒散　治年深日近咳嗽

鍾乳石半錢　白礬枯二錢　人參去蘆頭

佛耳草各三錢　甘草炙　官桂去粗皮各二錢

右六味爲細末每服半錢夜臥抄在手內竹筒子

吸嚥後用茶清送下頻用治年深日近者三五日見效

款冬花散　治年深日近咳嗽

　款冬花不以多少

右於室密中如香焚之煙起以筆管吸其煙則嚥之或坐臥處如香焚之不吸亦妙重病數日見效輕者便効

清肺丸　治心肺伏熱咳嗽煩悶時有痰涎喉中介介咽嗌不利氣不宣暢並宜服之

　木香　青黛研　蛤粉研

前胡　人參去蘆頭　黄連各半兩

桔梗微炒　枳殼麸炒去穰　薄荷葉

半夏湯洗七次　天南星生各一兩　大黄生

牽牛微炒各二兩

右件搗羅爲細末滴水和丸如梧桐子大每服五十丸生薑湯下食後

天南星丸　治痰實結搏咽嗌不利咳嗽久不愈

天南星　白礬　寒水石

半夏　白附子　乾薑生用各二兩

右件爲細末水麵糊和丸如梧桐子大每服五六

十丸食後生薑湯下

款冬花散　治咳嗽痰涎不利

款冬花　紫菀去苗土各一兩

右為麤末每服四錢水一大盞生薑五片同煎至六分去滓溫服食後

噙化止嗽丸　治肺氣不和咳嗽常服潤養心肺及治大人小兒一切咳嗽服之大效

款冬花炒　杏仁去皮尖麩炒　貝母去心炮各一兩

吳白芷　甘草炙各一兩半

右件搗羅為細末煉蜜和丸每兩作一十五丸每

服一丸至二丸時時噙化不拘時候

神功散 治久咳嗽

雄黃飛半兩 款冬花 甘草炙

肉桂去麤皮各一兩

右爲細末入雄黃勻每用半錢吸入咽喉中不拘時候

百部散 治咳嗽無問新久冷熱並宜服之

款冬花 百部各一兩 知母

貝母各半兩去心炒

右爲細末每服三四錢用煖薑汁調下食後

八味欵冬花散　治肺寒熱不調涎嗽不已

欵冬花洗焙　紫苑茸　五味子

甘草炙各七錢半　桑白皮炒　麻黄去節

杏人湯洗去皮尖麸炒　紫蘇葉各二兩

右爲麤末每服五錢水一盞半入黄蠟皂子大煎至一盞去滓食後熱服

紫參丸　治遠年日近咳嗽諸藥不效者服之必愈

紫參　甘草炙　桔梗各二兩

五味子　阿膠炒作珠子各半兩　桂去麤皮

烏梅肉　杏人湯浸去皮尖麸炒各二錢半

右件擣羅爲細末煉蜜爲丸每兩作一十五丸每服一丸新綿裹定湯濕過噙化咽津不計時候

開結枳實丸 宣導凝滯消化痰飲升降滯氣

枳實麩炒 白朮 半夏湯洗

天南星炮 枯白礬 苦葶藶隔紙炒

大黃生半兩 木香二錢 黑牽牛頭末二兩

旋覆花一兩 青皮去白半兩 大皂角一兩去皮子酥炙

右同爲細末入牽牛頭末令勻生薑汁煮麵糊爲丸如梧桐子大每服四五十丸食後生薑湯送下如常服消食快氣下痰利膈

消痰咳嗽丸　消痰快氣除咳嗽利咽膈

白术　牽牛炒　檳榔

白芷　厚朴製各二兩　半夏洗五兩

陳皮四兩去白　乾生薑一兩半　人參

木香　青皮各一兩　赤茯苓

枳殼麩炒去穰各三兩

右為細末麵糊為丸如梧桐子大每服五七十丸

食後生薑湯下

法製溫半夏

齊半夏二斤用河水洗七返後用　白礬一斤為末

好酒一瓶　川升麻　丁皮

縮砂人　草豆蔻人　甘草已上五味各四兩

右將藥五味爲末同半夏白礬酒入在磁甕中窨封四五日後取出一粒嚐試不戟喉是藥成如未成再浸十日更試中後即止取出曬半乾用麩同炒火慢爲度後黃色堪用每服一粒細嚼生薑湯下不計時候

梅青丸　平肺氣止咳嗽利咽膈化痰涎

青黛二錢　半夏四兩湯洗七遍　消石三兩

桔梗　天南星生　蛤粉各一兩

白礬半兩生

右件擣羅爲末水浸飪餅爲丸如豌豆大每服五六十九食後溫生薑湯下

玉塵散 治大人小兒痰實咳嗽氣促喘滿咽膈不利

天南星去皮 半夏各用湯浸洗七次切作片焙

桔梗 桑白皮自揀土下者各等分

右爲麤末每服三大錢水一盞半生薑如錢大七片煎至八分去滓溫服不計時候

安眠散 調肺止嗽消痰順氣如咳嗽不得息者服

之必得安寧

佛耳草　知母　貝母

欵冬花　桔梗　陳皮湯浸去白

白茯苓去皮各一兩　漢防已

猪牙皂角去皮酥炙各二兩半已上各二錢半

右件九味擣羅爲細末每服三錢水一大盞入黃

蠟烏梅各少許同煎至五分去烏梅和滓溫服

異功丸　升降陰陽逐痰飲治咳嗽喘逆痰實昏眩

和氣止渴

半夏　大腹子　人參

赤茯苓各一兩 甘草炙半兩 生薑五兩

白术 紫蘇葉半兩 加烏梅肉半兩

右生薑外並擣爲麤末將生薑和皮剉碎與藥末同和許匀和丸鷄黄大每服一丸搥破入紫蘇蓮莖五葉烏梅肉一个水一大盞半同煎至一盞去滓溫服

法製白半夏 治觸冒感寒咳嗽消飲化痰

右用上好半夏湯洗一遍去臍輕焙乾再洗如此七遍用濃米泔浸一日夜取出控乾每半夏一兩用白礬一兩半研細溫水化浸半夏上留水

兩指許麪攪冬月於暖處頓放浸五日夜取出輕焙乾用鉛白霜一錢溫水化又浸一日夜通七日盡取出再用漿水於慢火內煮勿令滚候漿水極熟取出放乾於銀石或磁器內收貯每服一兩粒細嚼溫生薑湯送下食後

法製紅半夏　治風痰止咳嗽清頭目利咽膈消痰降氣

右只依造曰半夏法造成未乾時每半夏一兩用龍腦半錢研極細展在半夏上又用水飛朱砂於半夏上再爲衣先鋪長燈草一重約厚一指

單排半夏在燈草上又用燈草蓋約厚一指以煮豆焙之候乾取出於器內收貯每服一兩粒細嚼食後溫水或冷水送下

化痰鐵刷丸　治男子婦人風痰酒痰茶痰食痰氣痰一切痰逆嘔吐痰厥頭痛頭目昏眩肺痿咯膿聲如拽鋸並皆治之常服此藥化痰墜痰止嗽定喘

白附子炮　南星炮　半夏湯洗

白礬生用各半兩　寒水石一兩燒　乾生薑七錢半

硇砂　輕粉各一錢　皂角子一兩去皮

右件擣羅爲細末水麵糊和丸如梧桐子大每服二三十丸食后生薑湯下

瀉肺湯　治肺氣有餘氣逆上甚

防巳　陳皮湯浸去皮　桔梗去蘆頭

赤茯苓各一兩　杏人湯浸去皮尖生用半兩

苦葶藶二錢半

右㕮咀每服十錢匕水一盞半同煎至六分去滓溫服食後日進二服或三服

消飲白术丸　治痰癖及飲酒停痰積聚不利嘔吐目視䀮䀮

半夏二兩　白朮三兩　乾薑炒三兩

枳殼麩炒四兩

右爲細末煉蜜爲丸如梧桐子大每服三十丸溫米飲下

白金散　清利肺能下痰止煩渴

桑白皮炒　紫蘇葉去梗　桔梗各一兩

甘草炒半兩

右爲麤末每服五錢水一盞半煎至一盞去滓不拘時候溫酒任下

辰砂利痰丸　治痰涎留滯停留不散心腹痞悶飲

食進化或時咳嗽咽膈不利並宜服之此藥化痰止嗽消尅飲食

神曲炒黃　麥蘖各半斤　陳皮四兩去白

白礬飛過　皂角炙黃色去皮子秤酥炙　天南星炮

半夏湯洗七次　香白芷　大半夏川好酒一升半煮令懲煬川縣乾各三兩半

右件同碾為末生薑汁麵糊為丸如梧桐子大朱砂一兩為衣每服六七十丸煎生薑湯下不拘時候茶清亦得

人參前胡散　治痰氣客於上焦嘔吐胸中痞悶不欲飲食頭目昏眩並皆治之

前胡去苗 人參 紫蘇葉

赤茯苓各一分 陳皮不去白 半夏湯浸切

甘草炙 木香 枳殼麸炒去瓤各半兩

右為粗末每服三錢水一大盞半生薑七片同煎至一盞去滓溫服不拘時候日進三服病愈即止服

白朮茯苓丸 治三焦氣澁停痰不消胸膈痞悶腹脇脹滿咳嗽涎甚咽嗌乾痛心忪悸動頭目眩運寒熱時作肢節疼痛嘔吐清水神昏多倦不欲飲食

白茯苓　白术各半兩白者　天南星

白附子各一兩　白礬三分　半夏三兩並生用

右爲細末白麵糊和丸如梧桐子大每服二三十丸生薑湯下不拘時候

溫胃化痰丸　治諸間有寒脾胃停飲胸中不快痰涎不盡

半夏三兩　橘皮去白　乾薑炮

白术各二兩

右爲細末生薑汁麵糊爲丸如梧桐子大每服二十丸溫生薑湯下不拘時候

三倍丸 溫中下氣治胸膈痞悶止痰逆嘔吐腹脇脹痛

半夏三兩生薑製 青皮去白一兩 木香一兩

右爲細末生薑汁麪糊和丸如梧桐子大每服三十丸不拘時候生薑湯下

人參枳殼湯 消痰利膈下氣潤腸胃消導一切氣

人參一兩去蘆頭 枳殼麩炒去穰一兩 陳皮去白三兩 半夏湯洗七次二兩半

右㕮咀作一劑每用藥二兩半六一服川泉水二大盞半先揚水二百一十遍入生薑一七錢切

碎慢火同熬至六分濾去滓食後溫服如大便秘加白蜜少半匙頭再熬蜜消服之

丁香半夏丸 治脾胃宿冷胸膈停痰嘔吐惡心吞酸噫醋心腹痞滿膈脇刺痛短氣噎悶不思飲食

丁香 木香 肉豆蔻人

人參去蘆頭 陳皮去白各一分 藿香半兩

半夏湯洗七次生薑汁炒黃色三兩

右為細末以生薑汁煮麵糊為丸如小豆大每服二十丸生薑湯下不拘時候

橘皮半夏湯 治積痰氣痞不下飲食嘔吐不止

半夏洗 橘皮各一兩 生薑一兩半

右三味㕮咀水五盞煎至一大盞去滓三分服食後臨臥

枳實半夏丸 消痰順氣利胸膈進飲食

枳實一兩麩炒黄色去穰 半夏一兩半湯浸洗七次切作片子焙乾

白术三分 蓬莪茂半兩 白茯苓一分去皮

右爲細末用生薑汁煮麵糊和丸如梧桐子大每服六七十丸陳橘皮湯下不拘時候

皂白丸

天南星生三兩 半夏生七錢 白附子生一兩

川烏頭半兩去皮臍生用 生薑二斤取汁

皂角肥者二斤去皮子水升浸一宿三次約水一煮藥

右㕮咀以皂角同煮乾爲細末以生薑汁煮麪糊爲丸如梧桐子大治諸風痰酒痰茶痰食痰頭痛目眩旋運欲倒手足頑麻痰涎壅塞並一切諸風病他藥所不能療者此藥並皆主之常服寬利胸膈進美飲食不生一切風痰大有神效

每服三十丸食後生薑湯下

法製半夏 治咳嗽

半夏一兩湯洗七次去其涎水

右用生薑一兩取自然汁銀石器內用文武火同熬汁盡爲度每服嚼一粒食後生薑湯下含化亦得

辛夷湯 治肺氣不利頭目昏眩鼻塞聲重咯嚀稠黏

辛夷去毛 甘菊花去枝枝 吳白芷

前胡去蘆頭 川芎 薄荷葉去土

石膏 白朮 赤茯苓去皮

生乾地黃 陳橘皮去白各一兩 甘草炙二兩

右件同爲麤末每服五錢水一盞半煎至一盞去

滓溫服食後日進三服

龍腦丸 解暴熱化涎涼膈清頭目

草龍腦 白礬燒沸定各四兩 天南星

半夏各二兩半水浸切作片用漿水雪水中半同煮三五沸焙乾各秤二兩

右爲細末麵糊爲丸如梧桐子大每服三十丸蠟茶清下食後臨臥服麵糊須極稀如濃漿可也應痰壅膈熱頭目昏重服之頓清嶺南瘴毒纔覺意思昏悶連服使解咽喉腫疼口舌生瘡凡上壅熱痰諸症悉可服小兒尤良

蠲飲枳實丸 逐飲消痰導滯清膈

枳實麩炒去穰　半夏湯洗七次

陳橘皮去白已上各二兩　黑牽牛半斤取頭末二兩去滓不用

右為細末水煮麵糊為丸如梧桐子大每服五十丸生薑湯下不拘時候

天門冬丸　治肺臟客熱喘促咳嗽心神煩悶

天門冬去心焙　麥門冬去心焙　人參

百合　桑根白皮炙剉　赤茯苓去黑皮

紫菀去苗　貝母　杏人湯浸去皮尖雙人麩炒別研已上各一兩　前胡去蘆頭

五味子各三分　甘草炙半兩

右爲細末煉蜜和丸搗三五百杵丸如彈子大每服一丸綿裹噙化嚥津或煎桑白皮湯化下一丸亦得食後服

神秘湯 若病人不得臥臥則喘者水氣逆行上乘於肺肺得水而浮面使氣不通流其脉沉大宜神秘湯

橘皮洗 生薑 紫蘇葉

人參 桑白皮剉炒各半兩

右㕮咀以水三升煎至一升去滓溫服分三服

紫菀湯 治咳嗽喘急胸腹脇肋脹悶疼痛

紫苑去苗土 桔梗剉炒 款冬花去梗

枳殼麸炒去瓤各一兩 陳皮去白焙半兩 赤茯苓去黑皮

赤芍藥 百合各一兩半 大腹子二枚剉

右九味搗篩每服三錢匕水一盞煎至七分去滓

溫服食後日三服

養肺丸 治脾胃呼吸風冷咳嗽上氣喘急語聲不

出喉中似噎

人參去蘆頭取淨 官桂去皮去麤 甘草炒

五味子 乾薑炒 紫苑去土取淨

細辛去苗葉土各一兩

右件爲細末煉蜜和丸每兩作二十丸每服一丸綿子裹口內含化隨津液下之食後

立效丸　治肺虛膈熱咳嗽氣急胸中煩滿肢體倦疼咽乾口燥渴欲飲冷肌瘦發熱減食嗜臥音聲不出

黃蠟（濾去滓用漿水煮八兩）　蛤粉（四兩）

右件每兩作一十五丸用前蛤粉爲衣養藥每服一丸胡桃穰半个細嚼溫水下臨臥閉口不語

沉香墮痰丸　治宿飲不消咽膈不利咳嗽痰涎頭目昏運嘔逆惡心胸膈不快

半夏麴二兩 木香二分 沉香二錢
青皮去白二錢半 檳榔大者二枚麵裹煨熟
右件爲細末生薑汁浸蒸餅和丸如小豆大每服
二十九生薑湯下不拘時候
除痰丸 療宿飲不消咽膈不利咳嗽痰涎頭目昏
運
天南星炒 半夏湯洗七次各二兩 蛤粉一兩微炒
皂角大一鋌去皮弦子用水一大盞揉汁
右件除皂角汁三味共爲細末以皂角汁調麵糊
和丸如梧桐子大每服三十九食後生薑湯下

漸加至五十九臨卧更進一服忌甜物

乳香半夏丸　治風痰除咳嗽清頭目

半夏湯洗七次焙乾三兩　天南星用薑汁煮熟一兩

白礬枯一兩

右件三味各修製訖同爲細末水浸蒸餅和丸如梧桐子大每服五十丸生薑湯下不拘時候

細辛五味湯　治肺氣不利咳嗽喘滿胸膈煩悶痰盛涎多喉中有聲鼻塞清涕頭痛目眩肢體倦怠咽嗌不利嘔逆惡心

五味子二錢　半夏洗七次二錢半　乾薑炮

甘草炙　桂去粗皮　芍藥

麻黃去根節　細辛去苗葉各三錢

右為末用紗羅子羅每服二錢水一盞生薑十片同煎至七分去滓稍熱服不拘時候

玉液散　治胃虛有痰咳嗽嘔逆不思飲食煩燥惡心

半夏洗七次十兩　生薑去皮細切一兩　陳粟米揀淨一兩

右三味同煞研焙乾羅為末每服二錢水一盞生薑三片同煎至六分溫服不計時候

寧肺散　治久新咳嗽肺氣不通漸咯膿血或壅滯

不利咳嗽黏涎坐卧不安或語聲不出

烏梅肉八錢　御米殼一斤

右為細末每服二錢煎烏梅湯調下不拘時候

紫金散　療一切痰嗽晝夜不得眠睡此藥治嗽別有神效

天南星去皮臍　甘草細剉　白礬各半兩

烏梅取肉一兩

右件四味同搗成麤散用慢火於銀器內炒令紫色放冷再搗羅為細末每服二錢臨卧時身體都入鋪卧內只坐地用虀汁七分溫湯三分煖

令稍熱調前藥末服之嚥下便仰臥高枕想藥入於肺中須臾得睡其嗽立止

煖胃湯 治痰嗽胸膈不快多吐寒痰兼治飲酒過多

生薑一斤去皮淨洗橫文切作片子用白鹽二兩摻又生薑中令白淹一宿取出入銀石器內慢火炒繪入上好神麴細末一兩與薑同炒令乾　丁香半兩

齊州大半夏一兩湯洗七次去滑焙乾搗羅為細末生薑自然汁和作餅子焙乾

大草豆蔻三个去皮　甘草一兩炙

陳皮一兩湯浸微去白穰焙

右件同搗羅為細末每服一錢沸湯點服空心或

食前此藥若空心進一服大辟風寒霧露之氣

白雲丸　治痰實胸膈嘈逆及頭昏眩困倦頭目脹痛

大南星炮　川烏炮去皮　白附子生

半夏洗各二兩　滑石研　石膏研各三兩

麝香　龍腦各一分

右件稀麵糊爲丸極稀爲妙如菉豆大每服五十丸薑酒茶或薄荷茶下每遇頭目昏困精神懵冒胸中痰逆憒悶如中酒痢服此藥良久間如搴去重裘豁然清爽顏色夷暢食後服爲佳

錦朱丸　治膈痰風厥頭目昏痛眼黑旋運怔忪惡心驚悸恍惚夢寐不安漸發昏昧不知人事

乳香研　硃砂研　白礬灰研

皂莢子炮裂為末　鉛白霜研　鐵粉研各一兩

半夏麴二兩

右為細末生薑汁麵糊和丸如菉豆大每服十五二十丸生薑湯下驚悸語澁金銀湯下或荊芥湯下

人參紫菀湯　治濕熱流注足脛浮腫痰咳等

人參　川芎　木香

防巳 白朮各一兩 紫菀去土

苦葶藶炒紫色各二兩

右爲麤散每服三錢水一大盞生薑四片烏梅一個煎至八分去滓溫服食前日進三服愼溫麵溫酒等物

壞痰丸 治風痰利咽膈破積滯散疼痛止咳嗽

皂角刮去黑皮酥炙黃色去子 枯白礬各半斤

右爲細末水浸蒸餅爲丸如梧桐子大每服三四十丸食後生薑湯下或溫水送下亦得

人參蛤蚧散 治三二十年間肺氣上喘咳嗽咯唾

膿血滿面生瘡遍身黃腫

蛤蚧一對全者以河水浸五宿逐日換水浸洗淨去腥氣酥炙香熟　人參

甘草炒紫　杏人炒去皮尖各五兩

茯苓　貝母　桑白皮

知母各二兩

右為細末淨磁盒子內盛每日如茶點服一料水除神效

御藥院方卷第五